⊙ 암 세포를 공격하는 킬러 세포

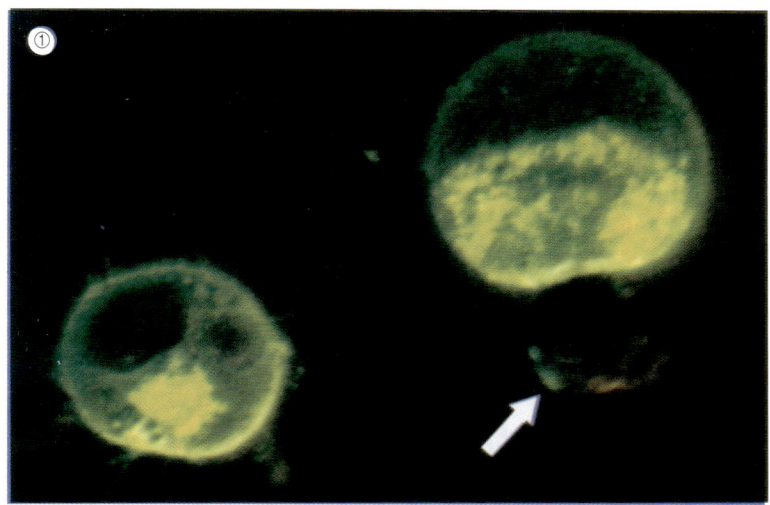

① 암 세포(녹색으로 염색된 큰 세포)의 아래쪽을 킬러 세포(화살표)가 공격하고 있다.

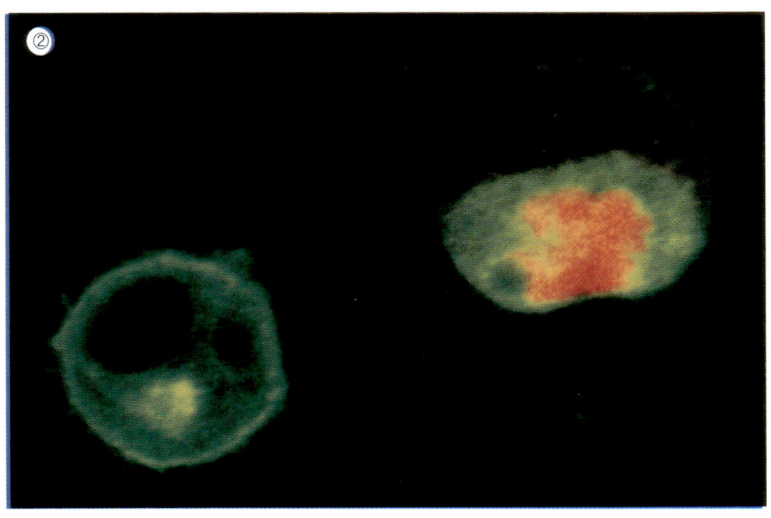

② 킬러 세포의 공격으로 세포막이 파괴되어 죽어 버린 암 세포(「피아이」라는 붉은 색소가 세포 안에 들어가서 세포의 핵을 붉게 물들이고 있다. 이 색소는 살아 있는 세포의 막은 통과하지 않는다).

―루이 파스퇴르 의학연구센터 제공

암을 자연치유하는 킬러 세포의 신비
기적의 암 치료 혁명

암을 자연치유하는 킬러 세포의 신비
기적의 암 치료 혁명

이타미 진로 지음 · 홍성빈 옮김

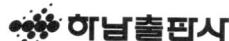

GAN-O TAIZISURU KIRA SAIBOUNO HIMITU by Zinlow Itami
Copyright 1999 by Zinlow Itami
Original Japanese edition published by KODANSHA LTD.
Korean translation rights arranged
with KODANSHA LTD.Tokyo
through KOMA LTD.
Korean translation right 1999 Hanam publishing Co.

이 책의 한국어판 저작권은 KODANSHA & KOMA를 통해
Zinlow Itami와의 독점계약으로 하남출판사에 있습니다.
저작권법에 의해 한국 내에서 보호를 받는 저작물이므로
무단전재와 무단복제를 금합니다.

글을 시작하면서

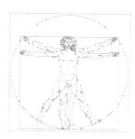

암에 걸리는 사람 걸리지 않는 사람

저는 암을 주제로 한 강연회를 통해 일반인 여러분들과 대화를 나눌 기회가 아주 많았었습니다. 언젠가 청중들에게 이런 질문을 했던 적이 있습니다.

"여러분은 평생 동안 인간의 몸 속에 몇 번 정도 암세포가 만들어진다고 생각하십니까?"

그러면 대부분의 사람들은 이렇게 대답합니다.

"세 명 중 한 명이 암에 걸린다고 하는데, 암세포가 전혀 생기지 않는 사람도 있겠고, 운이 나쁜 사람은 평생 동안 한 번이나 두 번 정도는 암에 걸리겠죠?"

그러나 천만의 말씀입니다. 최근의 연구 발표에 따르면 젊고 건강한 사람이라도 매일 최소한 3천 개의 암세포가 만들어진다고 합니다.

이런 말을 들으면 누구나 깜짝 놀라 새파랗게 질리고 말 것입니다. 그런데 그렇게 엄청난 양의 암세포가 만들어지고 있는데도 불구하고 즉시 발병하지 않는 것은 왜일까요?

이 의문에 대한 해답은 불과 20여년 전에 키스링이라

는 학자가 내추럴 킬러 세포를 발견함으로써 밝혀지게 되었습니다. 그리고, 이 세포는 암세포를 스스로 알아서 퇴치하는 세포라는 의미에서 내추럴 킬러 세포라는 별명을 얻게 되었습니다.

킬러 세포는 우리의 몸 속에 최소한 50억 개 이상이 존재하며, 매일 만들어지는 암세포를 찾아내서 공격·파괴시켜 주는 역할을 합니다.

"나는 건강하니까 절대 암에 걸리지 않아."라며 태연해 하는 사람도 많을 것입니다. 그러나 여러분의 몸 속에서는 밤낮을 가리지 않고 킬러 세포와 암세포와의 처절한 사투가 계속되고 있습니다. 따라서 우리 인간의 일생은 암세포와의 투쟁의 일생이라고 해도 좋을 것입니다. 암에 걸린 '암 환자'와 건강해 보이는 사람과의 경계는 더 이상 없다고 봐야 하며, 암세포와 싸운다는 점에서는 똑 같은 과정이 전개되고 있는 셈입니다.

지금까지 말씀드린 것처럼 결국, 킬러 세포가 강하면 암을 예방할 수 있고, 어떠한 이유로 인해 킬러 세포가 약해지면 암에 걸릴 확률이 높아진다고 할 수 있습니다. 현재 암 치료를 받고 있는 분들도 여러 가지 방법으로 킬러 세포를 강하게 만들어 주면 치료 효과가 상승되어 치유로 이어지게 됩니다.

이와 같이 킬러 세포가 암의 예방과 치료에 상당히 중

요한 역할을 한다는 사실은 이미 전세계 암 연구자들 사이에서는 상식처럼 되어 있습니다.

암에 걸리는 사람과 걸리지 않는 사람, 암이 낫는 사람과 낫지 않는 사람의 차이를 해명해 주는 열쇠는 킬러 세포가 쥐고 있다고 할 수 있겠지요?

그럼 어떻게 하면 킬러 세포를 강하게 만들 수 있을까요? 최근에는 일상 생활 속에서 누구나 간단히 시도할 수 있는 여러 종류의 '킬러 세포 강화법'이 개발되고 있는 것으로 알려져 있습니다. 또한 킬러 세포를 강하게 만드는 것을 중심으로 한 새로운 암 치료법이 상당수 개발되고 있습니다.

이 책을 통해 경이적인 킬러 세포 작용의 전모와 이를 강하게 하는 여러 가지 방법을 소개하고자 합니다. 독자 여러분들이 매일 매일의 생활에 활용해서 건강하고 오래 오래 살아갈 수 있는 길잡이가 되기를 진심으로 바라는 바입니다.

― 미국 의학박사 이타미 진로

CONTENTS

글을 시작하면서 …5

1. 킬러 세포의 정체는?
내추럴 킬러 세포는 암의 살인 청부업자 …15
누구나 하루 3천 개의 암 세포가 만들어진다 …19
암세포, 무제한 증식하는 내 안의 적 …25
천 명 중 한 명은 암이 저절로 소멸해 버린다 …30
암의 자연 퇴축 국제 심포지엄 …33
침입자들과 과감히 싸우는 체내 전사들 …38
킬러 세포를 주목하게 만든 누드 마우스 …43
킬러 세포도 밤에 자고 아침에 일어날까? …46

2. 킬러 세포의 신비
우울한 기분은 킬러 세포의 활성을 저하시킨다 …51
한 지역에 사는 수십만 명의 킬러 세포가 일제히 쇠약해지다 …54
우리가 웃으면 킬러 세포도 웃는다 …59
쾌감·불쾌감의 중추, 시상하부가 면역계에도 관여하고 있다 …65
킬러 세포도 휴대전화를 갖고 있다 …69

3. 어떤 사람의 킬러 세포가 건강한가?
암과 싸우려면 킬러 세포를 활성화시키자 …77
웃음의 신비한 효과; 의식적으로 만든 웃음도 킬러 세포를 강하게 만든다 …79

CONTENTS

좋아하는 취미 활동이나 운동을 하면 킬러 세포도 건강해진다 …85
킬러 세포를 건강하게 만드는 생활 …89
절대 와욕(臥褥)과 킬러 세포 …96
스트레스에 적극적인 대처가 좋은 결과를 가져온다 …98
온천 쥐와 수영 쥐 …101
여성에겐 수술의 길일과 흉일이 있다 …102
환상의 면역 요법 …105
인터페론에 의한 단기간의 양자 면역 요법 …108
고남 박사가 증명한 킬러 세포 강화 물질 …109

4. 웃음으로 암을 치료할 수 있다

웃음에는 병을 낫게 하는 힘이 있다 …115
심리 요법으로 수술 후의 재발률을 반으로 …121
웃음은 류마티스에도 효과적이다 …123
유머 스피치를 고안하다 …127
유머 스피치; 웃음이 갖는 힘 …133
암을 물리치는 만담가 미나미 켄지 씨의 웃음의 힘 …136
웃음은 전염된다 …142

5. 킬러 세포를 강하게 하는 뇌 훈련법

암 예방도 가능하게 하는 이미지 훈련 …147
걷는 기공법과 킬러 세포 …151
열대어의 이미지를 활용한 킬러 세포 강화법 …153

CONTENTS

　　이미지 훈련의 여러 버전들 …157
　　효과적인 이미지 훈련 방법 …163
　　이미지 훈련 중에 졸면 …166
　　가이드 테입을 활용하자 …167

6. 킬러 세포를 건강하게 만드는 뇌내 물질의 비밀
　　뇌내 물질 멜라토닌 …171
　　멜라토닌이 킬러 세포를 건강하게 만든다 …174
　　멜라토닌의 암 치료 효과 …179
　　멜라토닌은 수술 후의 재발을 방지한다 …183
　　멜라토닌을 증가시키는 라이프 스타일 …186

7. 암을 이겨내는 '삶의 보람 요법'
　　암 치료는 마음먹기에 달렸다 …191
　　우울증에 걸리지 않도록 하는 것도 암을 고치는 중요한 방법 …195
　　우울증을 치료하는 모리타 요법 …200
　　삶의 보람 요법의 탄생 …204
　　삶의 보람 요법 5가지 기본 방침 …210
　　죽음의 불안에 대처하는 3가지 기본 방침 …217
　　삶의 보람 요법의 구체적 학습법 …222
　　삶의 보람 요법의 3가지 효과 …225
　　미국에서도 효과를 올리고 있는 모리타 요법 …233
　　상하이 항암구락부; 병에 걸려도 병자는 되지 말라 …239

CONTENTS

암과 싸우며 일본 열도를 도보 횡단한 만담가 …242
암 환자도 꿈에 도전할 권리가 있다 …243
북·남미 최고봉에 도전한 유방암 투병자들 …250
'환자들이여, 암과 싸우지 말라!'에 대한 의문 …254

8. 솔라리엄 요법; 암의 다각적 기본 요법에 대한 제안

킬러 세포가 좌우하는 암의 예후(豫後) …259
킬러 세포를 무시한 암 치료 현실 …260
대장암이 두 번이나 재발한 남성 환자 …263
좋은 면역 요법제를 자유롭게 사용할 수 없는 현실 …266
암 진료의 커다란 의문점 …268
담뱃대형 암 치료에 대한 반성 …271
솔라리엄 요법의 제안 …273
수술 시의 솔라리엄 요법 …278
진행암의 솔라리엄 요법 …279
마법의 양탄자 …282
불가능에서 가능으로 …284
킬러 세포의 효능을 고려한 암 예방 16가지 기본 방침 …285

1

킬러 세포의 정체는?

내추럴 킬러 세포는 암의 살인 청부업자 …15
누구나 하루 3천 개의 암 세포가 만들어진다 …19
암세포, 무제한 증식하는 내 안의 적 …25
천 명 중 한 명은 암이 저절로 소멸해 버린다 …30
암의 자연 퇴축 국제 심포지엄 …33
침입자들과 과감히 싸우는 체내 전사들 …38
킬러 세포를 주목하게 만든 누드 마우스 …43
킬러 세포도 밤에 자고 아침에 일어날까? …46

내추럴 킬러 세포는 암의 살인청부업자

여러분은 여러분이 태어나면서부터 암을 퇴치하는 역할을 하고 있는 엄청난 수의 내추럴 킬러 세포가 몸 속에 존재한다는 사실을 알고 계십니까? 이 세포는 암 예방과 치료를 담당하는 중요한 존재로서, 현재 전세계 암 전문가 및 면역 학자들이 가장 주목하고 있는 세포입니다.

내추럴 킬러 세포(이하 킬러 세포)의 실체가 밝혀지기 시작한 것은 약 3년 전인 1977년도부터의 일입니다. 발견 후 전세계 학자들이 킬러 세포의 작용과 성질에 대해 연구하기 시작했습니다. 그리고 인류의 꿈이자 목표인 '암의 근본 치료법'에 있어서 살인청부업자로 불리는 이 킬러 세포가 큰 역할을 해 낼 것으로 연구자들도 기대하고 있습니다.

책머리에 실린 사진을 보시기 바랍니다. 이 사진은 교토 루이 파스퇴르 의학 연구 센터(대표 키시다 코타로 박사)에서 공촛점 레이저 주사 현미경으로 촬영한 것으로서 킬러 세포가 암세포를 공격하는 결정적 순간을 처음으로 포착한 것입니다.

첫 번째 사진은 킬러 세포가 아래에서 달려들어 암세포(녹색으로 염색)를 힘껏 물고 늘어져 있는 순간을 선명하게 묘사하고 있습니다. 마치 사냥감을 갈기갈기 찢어 먹는 상어의 맹렬한 공격을 받은 것처럼 세포벽에 구멍이 뚫린 암 세포는 순식간에 죽어 버리고 말았습니다(아래 사진-세포막이 찢겨져 죽은 암세포 속으로 붉은 색소가 스며들어 핵이 붉게 물들어 있다).

킬러 세포라는 별명을 얻은 것도 이처럼 용감하면서도 잔인하기까지 한 암 세포 살상 능력 때문입니다. 킬러, 즉 살인청부업자라는 이름에서 연상되는 악역의 이미지와는 정반대로 그는 못된 암 세포를 제거해 주는 '정의의 용사' 입니다.

원래 우리의 몸에는 세균이나 바이러스 등의 외적과 싸우는 '면역'이라는 정의의 용사가 존재합니다. 생체 방어 시스템인 면역이 제 기능을 다함으로써 침입해 들어 온 세균이나 바이러스로부터 안전할 수 있으며, 인플루엔자 등에 감염되어도 건강을 되찾을 수 있습니다.

이러한 면역을 담당하는 것이 백혈구라 불리는 세포군입니다. 백혈구에는 성질이 다른 몇 가지 종류의 물질이 있으며(자세한 내용은 38페이지 참조), 사실은 킬러 세포도 체내 전사인 백혈구의 일원입니다. 킬러 세포는 백혈구 중에서도 면역의 주역이라고 할 수 있는 림프구에 속합니다. 림프구 전체에서 킬러 세포가 차지하는 비율은 5~10퍼센트, 수치로 나타내면 50억 개에서 많은 사람은 1천억 개 정도라고 합니다. 각각의 킬러 세포는 암 세포를 직접 공격할 수 있는 힘을 갖추고 있습니다.

그런데 이처럼 뛰어난 암 세포 살상 능력을 가지고 있는 킬러 세포가 50억 개 이상이나 존재함에도 불구하고 인간이 암에 걸리는 이유는 무엇일까요? 킬러 세포가 그 능력을 제대로 발휘한다면 암에 걸리는 사람이 그렇게 많지 않아야겠지요. 암에 걸린 사람에게는 킬러 세포가 능력을 발휘할 수 없었던 어떤 특별한 사정이라도 있었던 걸까요? 아니면 암에 걸리는 사람과 걸리지 않는 사람의 킬러 세포는 작용의 차이가 있는 걸까요?

저는 난치병(특히 암)에 대한 심리적 작용 및 뇌의 작용과 치유력의 관계를 연구하는 임상 의사입니다. 지금까지 참으로 많은 암 투병자 여러분들의 치료를 도와 드렸습니다. 그런데 매번 느끼는 것은 사람에 따라 치유력에 현저한 차이가 있다는 사실입니다.

증상이 같은 폐암의 경우, 같은 치료법을 실시했음에도 불구하고 어떤 분은 10년 이상이나 건강하게 살고, 어떤 분은 몇 개월 밖에 살지 못합니다. 이처럼 암을 극복하는 치유력이라는 것은 그 사람이 갖고 있는 잠재능력이며, 여기에는 상당한 개인 차가 있습니다.

만약 암에 대항할 수 있는 잠재능력, 곧 치유력을 어떠한 방법으로든 강화시킬 수 있다면 암으로부터 무사히 회복되어 건강한 생활을 계속해 나갈 수 있는 사람들이 더욱더 증가할 것입니다.

암은 좀 성가신 병입니다. 아무리 현대 의학이 발달했다고 해도 아직 암을 완전히 정복하지는 못했습니다. 암의 발병을 막고 암을 극복해 내기 위해서는 역시 스스로가 갖고 있는 잠재 능력인 치유력을 강화시키는 것이 무엇보다 중요하지 않을까요? 그렇게 함으로써 수술, 약물 요법, 방사선 요법 등의 치료 효과를 보다 높일 수 있게 되고, 결국 암을 극복하게 되는 것입니다.

이 치유력의 열쇠를 쥐고 있는 것이 바로 킬러 세포입니다(최근에는 킬러 세포가 바이러스를 공격한다는 사실도 밝혀지게 되었습니다. 킬러 세포의 힘이 강하면 인플루엔자 바이러스에 대한 저항력이 증가하여 감기에 걸려도 간단히 낫게 됩니다. 에이즈 바이러스에 감염되어도 증상이 나타나지 않는 사람은 킬러 세포의 공격력이 강하기 때문이라고 주장하는 전문가도 있습니다).

암 세포를 살상하는 킬러 세포. 어떻게 하면 이처럼 놀라운 힘을 가진 킬러 세포의 능력을 최대한 활용해 암과 맞서 싸우고, 또한 암을 예방할 수 있을까요? 최근의 연구 성과를 소개하면서 암 세포의 살인청부업자 – 킬러 세포의 경이적인 작용에 대해 소개하고자 합니다.

누구나 하루 3천 개의 암 세포가 만들어진다

먼저 킬러 세포의 강력한 적수인 암 세포에 대해서 좀 더 자세히 설명해 드리겠습니다. 여러분은 사람의 몸 속에서 일생 동안 암이 몇 번 정도 발생되는지 알고 계십니까? 이미 서문에서도 말씀드렸지만 대부분의 사람들은 평생 동안 암 세포가 1~3회 정도 만들어진다고 생각하는 것 같습니다. 그러나 최근 연구 결과에 의하면 우리 몸 속에서는 젊고 건강한 사람이라도 하루에 약 3천 개 정도의 암 세포가 만들어진다고 합니다.

그럼에도 불구하고 많은 사람들이 실제적으로 암에 걸리는 것을 피해 갈 수 있는 이유는 수많은 킬러 세포들이 늘 몸 구석구석까지 눈을 반짝이며 암 세포를 찾아내서 공격·파괴시켜 주기 때문입니다. 당연히 우리는 이 킬러 세포에게 늘 감사하는 마음을 가져야 합니다.

킬러 세포의 이 같은 활약에도 불구하고 왜 세 명 중 한 명은 암에 걸리게 되는 걸까요? 그것은 어떠한 이유로 인해 킬러 세포의 작용이 약해지거나 혹은 암 세포 수가

지나치게 많아져서 수많은 킬러 세포들도 모든 암 세포를 완전히 파괴시킬 수 없게 되기 때문이라고 생각할 수 있습니다.

킬러 세포가 지나쳐 버린 암 세포는 몸의 한 구석에 숨어살면서 조금씩 증식해 나갑니다. 암 세포가 100만 개 정도로 늘어나면 직경 1밀리미터 크기의 덩어리가 됩니다. 암 검진을 통해 조기에 발견할 수 있는 암의 크기는 직경 1센티미터 정도인데, 이 무렵에는 이미 암 세포 10억 개가 뭉쳐진 큰 덩어리 상태입니다. 이렇게 되기까지는 5~15년이 걸린다고 합니다.

그런데 암 이외의 원인으로 사망한 사람의 장기를 해부해서 자세히 조사해 보면 직경 수 미리미터의 아주 작은 암 덩어리가 발견되는 경우가 있습니다. 이렇게 미세한 암을 잠재암이라고 하며, 특히 갑상선이나 전립선에서 자주 볼 수 있습니다. 발견률은 연령과 함께 높아지며, 80세 이상은 거의 반 수 이상이 잠재암을 갖고 있다고 보시면 됩니다.

그리고 위궤양 수술로 절제한 위의 일부를 잘게 잘라 조사해 보면 역시 미세한 잠재암이 발견됩니다. 잠재암의 발견률은 건강 진단으로 판별되는 위암 발병률의 거의 10배에 해당합니다. 만약 잠재암이 확실하게 암으로 발병한다면 잠재암과 위암 발견률의 수치가 좀 더 가까워지게 되어 10배라는 엄청난 차이는 나지 않을 것입니다.

결국 대부분의 사람들의 몸 속에는 암 세포 덩어리가 잠재되어 있다고 해도 과언은 아닙니다. 하지만 그렇다고 해서 모든 사람이 암으로 죽는다고 할 수는 없습니다. 암 덩어리가 커져서 발병하는 사람이 있는 반면, 더 이상 커지지 않고 잠재암 상태 그대로를 유지하는 사람도 많습니다. 이것은 바로 킬러 세포가 암 세포 살상 능력을 충분히 발휘함으로써 작은 암 덩어리가 본격적인 암으로 발전되는 것을 제지하기 때문입니다.

킬러 세포의 암 세포 살상 능력에 대해서는 뒤에서 자세하게 기술하기로 하고, 우선 여기서는 왜 암 세포가 하루에 3천 개씩이나 만들어지는 것인지, 그 원인에 대해 좀 더 설명해 드리고자 합니다.

우리의 몸은 약 60조 개의 세포로 구성되어 있습니다. 세포 하나 하나 속에 핵이 있고, 그 핵 속에는 DNA라는 유전자 덩어리가 들어 있습니다. DNA에는 도서관 하나에 필적할 정도의 방대한 정보가 입력되어 있으며, 복잡하게 서로 뒤얽힌 DNA의 몸체를 길게 늘여 보면 계산상으로 약 1.5미터 정도 됩니다. 사실 이 DNA 속에 암을 발생시키는 암 유전자가 존재하고 있다고 할 수 있습니다.

암 유전자는 사람이라면 누구나가 예외 없이 갖고 있는 유전자이며, 지금까지 60종류 이상의 암 유전자가 발견되었습니다. 다시 말해, 사람은 처음부터 암에 걸릴 가능성을 갖고 이 세상에 태어난다고 할 수 있습니다.

단, 오해하시지 않도록 설명을 덧붙이면, 암 유전자가 있다고 해서 반드시 암에 걸린다고는 할 수 없습니다. 도서관에 소장되어 있는 엄청난 양의 서적들 중에도 사람들이 자주 찾는 책과 전혀 찾지 않아 먼지가 수북히 쌓인 채 잠들어 있는 책이 있는 것처럼 DNA 속의 대부분의 유전자들은 잠들어 있고 활동하는 것은 극히 일부의 유전자들 뿐입니다. 잠자고 있는 유전자 중의 하나가 바로 암 유전자인 셈입니다.

DNA 속에서 암 유전자가 계속 잠을 자고 있으면 암은 발생하지 않습니다. DNA 속에는 암 유전자를 잠재우는 암 억제 유전자라는 것이 있어서 암 유전자가 깨어나지 않도록 감시한다고 합니다. 그런데 어떠한 원인으로 인해 잠자고 있어야 할 암 유전자가 잠에서 깨어나게 되면 암이 진행되기 시작합니다.

현재, 암은 다음과 같은 구조로 진행되는 것으로 알려져 있습니다. 먼저 발암 물질인 이니시에이터(주: Initiator-발암 개시 인자. 정상 세포를 암 세포로 만드는 물질)가 DNA 속에 잠들어 있는 암 유전자를 활동하게 합니다. 자극을 받은 암 유전자는 잠에서 깨어납니다. 암 유전자를 잠에서 깨우는 발암 물질 이니시에이터에는 자외선 및 방사선, 벤조피렌(주: Benzopyrene-발암물질의 하나로 코르타르 이외에 식품의 열처리에 의해 그을린 물질 속에 함유되어 있다), 트립P1·P2(불에 탄 어류나 육류에 생기는 화학 물질), 담배 연기 등이 있습니다. 이상이 발암의 제1단계입니다.

그 다음, 잠에서 깨어난 암 유전자를 가진 세포의 세포벽이 변화하면서 분열을 시작합니다. 암 세포가 자라기 시작하는 것입니다. 이 때 세포막을 변화시키는 것이 발암 프로모터(주: Promoter-암 촉진 인자. 이니시에이터에 의해 잠에서 깨어난 암 세포를 촉진시켜 암으로 발전시키는 물질)라는 물질입니다. 발암 프로모터에는 담배, 과다한 식염 섭취, 농약 DDT 및 절연 재료(絕緣材料)로 사용되는 PCB 등이 있습니다. 결국 암 세포가 만들어지기 위해서는 그 계기를 제공하는 '낳는 부모(발암 이니시에이터)'와 발육을 촉진시키는 '기르는 부모(발암 프로모터)'의 두 존재가 필요합니다. 흡연이 폐암의 주요 원인으로 당연시되는 것도 담배 연기가 발암 이니시에이터이자 발암 프로모터로서의 두 가지 작용을 하기 때문입니다.

가령 담배 연기 자체가 암 발생의 원인이 되는 경우도

있습니다. 우리 몸을 구성하는 총 세포 수는 60조 개 정도입니다. 이 60조 개의 세포 가운데 신진대사 등으로 약 2퍼센트가 매일 교체되어지고 있습니다. 수 백억 개의 세포가 새로 만들어질 때마다 생명의 설계도인 DNA가 복제됩니다. 물론 복제에서 실수는 허용되지 않습니다. 그러나 매일 수 백억 개의 세포가 다시 만들어질 때마다 각각의 DNA가 복제되는 것이므로, 그 중 극히 일부가 잘못 복제된다고 해도 전혀 이상한 일은 아닙니다.

이처럼 정확하게 복제되지 않고 문제가 생겨 잘못 될 경우 유전자에 상처가 생김으로써 암 유전자가 잠에서 깨어나게 됩니다. 세월이 흐른다는 것은 세포의 DNA 복제에 문제가 생길 확률이 높아진다는 의미도 됩니다.

이상의 과정을 거쳐 암 유전자가 잠에서 깨어남으로써 암이 진행되기 시작하는 것입니다. 이와 관련하여 암의 유전 문제에 대해서는 일부의 경우를 제외하고, 대부분의 경우 암은 유전에 별다른 영향을 받지 않는다고 알려져 있습니다.

이 사실을 입증하는 자료로서 '일란성 쌍둥이의 일치율'이라는 것이 있습니다. 일란성 쌍둥이는 같은 유전자를 갖고 있기 때문에, 만약 한 쪽이 어떤 병에 걸렸을 경우에 유전성을 갖는다면 다른 한 사람도 반드시 같은 병에 걸리게 됩니다. 이를 일란성 쌍둥이의 일치율이라고 합니다.

　독일 페르쉬에르 연구팀의 조사에 의하면 일란성 쌍둥이의 일치율은 위암에서 31퍼센트, 자궁암에서 13퍼센트, 유방암에서 10.5퍼센트를 나타내는 것으로 보고되어 있습니다. 유전병으로 분리되는 병의 일치율은 80퍼센트 이상으로 보고되어 있는데, 이에 비하면 암의 일치율은 상당히 낮은 편에 속한다고 할 수 있습니다.

암 세포, 무제한 증식하는 내 안의 적

　암 세포가 우리 몸 속에서 어떠한 과정을 통해 만들어지는지 대충 이해하셨으리라 생각합니다. 그렇다면 왜 우리는 위의 과정을 거쳐서 만들어진 암 세포에 의해 그처럼 고통을 받으며 생명을 잃어야만 하는 걸까요? 왜 암은 현재까지도 불치의 병으로 불리는 걸까요? 여기에는 암 세포가 가진 두 가지 특이한 성질이 깊이 관련되어 있습니다.

　하나는 암 세포가 외부에서 침입해 온 외적이 아니라 자신이 직접 만든 세포, 즉 원래는 자신의 몸을 구성하는 세포의 일원이었다는 사실입니다. 또 하나는 자신의 세포에서 변화된 암 세포는 자기 억제 능력에서 벗어나 제멋대로 날뛰며 무제한적으로 증식을 한다는 사실입니다.

그럼 우리의 몸을 사회에 비유해 볼까요? 인간 사회는 법률 및 규칙과 같은 약속에 의해 운영됨으로써 조화를 이루며 사회 전체가 발전해 나갈 수 있습니다. 그런데 개발도상국가 등에서 흔히 볼 수 있듯이 정부 전복을 기도하는 게릴라가 등장하면 사회 전체를 통제하기가 어려워집니다. 이처럼 암 세포는 자신을 구성하는 일원이면서도 한편으로는 자신으로부터 일탈하여 자기 억제에서 벗어나 있는 세포입니다.

이러한 상황에 비추어 암 세포를 조금 경직된 단어로 '내 안의 적'이라고 표현해 볼 수 있습니다. 자신의 몸 속에 있으면서도 자신의 의지에 따르지 않는 존재. 이렇게 애매 모호한 어중간한 존재가 정말 성가신 것입니다. 왜냐하면 체내의 완벽한 방어 시스템인 면역이 '내 안의 적'이라는 존재에 대해 제 기능을 제대로 발휘할 수 없게 되기 때문입니다.

우리의 몸 속에는 세균 및 바이러스 등 외부에서 침입한 이물질을 제거하는 훌륭한 방어 시스템(면역)이 갖추어져 있습니다. 암 세포도 몸에는 성가신 이물질이므로 면역의 공격을 받아 제거되어야 할 존재입니다. 그러나 몸의 면역 시스템은 암에 대해 제대로 작동되지 않습니다. 암 세포는 정상 세포가 변화된 것이므로 겉으로 보기에는 정상 세포와 별로 다를 것이 없습니다. 그렇기 때문에 면역 시스템이 동료인 정상 세포와 혼동하여 지나쳐 버리기 쉽습니다(자세한 내용은 38~41페이지 참조).

항암제에 의한 치료가 종종 심한 부작용을 낳는 것도 같은 이유 때문입니다. 암 세포만 선택해서 공격할 수 있어야만 이상적인 항암제라고 할 수 있는데, 유감스럽게도 현재 암 세포만을 공격하는 약은 아직 개발되어 있지 않습니다. 암 세포의 표면에 확실한 표시라도 있으면 그것을 식별해서 선택적으로 공격할 수 있겠지만 그런 특별한 표시는 아직 발견되지 않은 상태입니다. 따라서 항암제가 어쩔 수 없이 정상 세포까지 함께 공격해 버리기 때문에 탈모나 백혈구 감소 등의 부작용을 가져오게 되는 것입니다. '내 안의 적'인 암 세포는 정상 세포와는 전혀 다르면서 정상 세포의 가면을 쓰고 행동하기 때문에 암 치료를 한층 더 어렵게 만듭니다.

또 하나의 특징이라고 할 수 있는 '무제한적인 증식'도 아주 성가신 문제입니다. 정상적인 세포는 어떤 일정한 분열 증식을 계속하다가 어느 시점에서 증식을 멈추게 됩니다. 분열증식의 정지 시기와 분열 회수는 각 세포 안의 DNA가 제공하는 유전 정보로 결정되며, 증식이 정지됨으로써 위 및 간 등의 장기가 형성되어 각자 정해진 기능을 수행하게 되는 것입니다. 만약 체내 세포가 제멋대로 분열 증식을 반복한다면 장기가 정해진 형태 및 기능을 발휘하지 못하게 되어 생명 경영의 질서를 흐트러뜨리게 됩니다.

그리고 정상 세포에는 '접촉 방지'라는 브레이크가 갖추어져 있어서 세포가 무제한적으로 분열 증식하는 것을 막고 있습니다. 예를 들어 증식 능력이 뛰어난 섬유아 세포(근육 등의 섬유를 구성한다)를 직경 10센티미터 정도의 샤알레(Schale)에서 배양하면 놀라운 속도로 분열하다가 샤알레가 가득 차게 되면 증식을 멈춥니다. 증식을 멈춘 섬유아 세포를 다른 커다란 샤알레에 옮기면 다시 분열하기 시작해서 샤알레가 가득 차면 증식을 멈춥니다. 이와 같이 정상적으로 증식을 하는 세포는 주위가 가득 채워지면 더 이상 증식하지 않는 구조로 되어 있습니다. 이것이 바로 정상 세포가 갖고 있는 '접촉 방지'라는 브레이크입니다.

그러나 암 세포는 DNA가 제공하는 유전 정보의 억제를 피해 제멋대로 증식을 반복할 뿐 아니라, 접촉 방지라는 브레이크마저 파괴해 버립니다. 암 세포는 폭주하여 배양기인 샤알레가 가득 차더라도 무제한적으로 분열 증식을 반복합니다. 억제 불가능한 증식력 때문에 암 세포는 다른 장기에 침투·전이가 가능해집니다.

암 세포의 공포스러운 증식력을 보여주는 다음과 같은 에피소드가 있습니다.

1959년 한 미국 여성이 자궁암으로 사망했습니다. 그 직후 어느 연구자가 그녀의 암 세포를 시험관 안에서 배양해 본 결과 맹렬한 기세로 분열하여 무제한적으로 증식을 계속하는 것이었습니다. 이와 같이 시험관 속에서 증식 유지가 가능한 세포를 배양 세포주라고 하며, 이 암 세포는 사망한 그녀의 이름을 따서 '힐러 세포'라는 이름을 갖게 되었습니다. 이 세포는 사람으로부터 유래한 대표적인 암 세포주로서 현재에도 암 연구자들 사이에서 널리 이용되고 있습니다.

근육을 구성하며 증식 능력이 뛰어난 섬유아 세포도 50~100회 정도의 분열을 반복하면 증식 능력을 상실하는 것에 비해, 암 세포주인 힐러 세포는 약 50년이 지난 현재까지도 의연하게 증식을 계속하고 있습니다. 이러한 사실만 보더라도 암 세포의 증식력이 얼마나 무서운가를 실감할 수 있을 것입니다.

이와 같은 암 세포의 무제한적인 증식력을 '격세 유전'으로 표현하는 학자도 있습니다. 만약 생명체의 조상이 바다 속에서 만들어진 단세포 생물에서 시작되었다고 한다면, 단세포 생물은 무제한적으로 증식할 필요가 있었을 것입니다. 그리고 수십 억 년이라는 세월을 거치는 진화 과정에서 단세포 생물에서 다세포 생물로 발전하여 드디어 척추동물이 출현하게 되었습니다. 인간을 비롯한 대부분의 생물이 다세포 생물입니다. 각 세포들은 단세포 생물일 때처럼 제멋대로 증식을 할 수는 없습니다. 그러나 DNA 속에는 대대로 이어져 내려온 유전자가 잠자고 있습니다. 암 유전자도 그 중의 하나인데 태고의 단세포 생물 시대의 기억이 잠재되어 있는 유전자가 있다고 해도 이상한 일은 아닙니다. 암이 진행되면 잠에서 깨어난 유전자가 진화 당시의 기억을 되살려 무제한적인 증식을 반복하는 것인지도 모릅니다.

천 명 중 한 명은 암이 저절로 소멸해 버린다

한편 이러한 특징을 갖는, 절대 만만치 않은 암 세포에 맞서서 우리는 어떤 대항 수단을 갖고 있는 것일까요? 초기 암은 수술, 방사선 요법, 약물 요법 등으로 치유되는 경우도 많지만 진행암은 현재의 의학 수준으로는 치료가 불가능합니다.

그러나 놀랍게도 이상의 모든 의학적 요법으로도 치료가 불가능하다며 의사들로부터 '죽음을 기다리라는 최후의 통첩'을 선고받은 말기 암 환자라도 어떠한 계기로 암의 진행이 정지되거나 오히려 축소·소실되어 10~20년 이상 건강하게 살아가는 경우도 있습니다. 이는 전문 의사들 사이에서 '암의 자연 퇴축(退縮)'으로 불리는 진귀한 현상입니다.

저도 십수 년 전에 이러한 '암의 자연 퇴축' 현상을 경험한 적이 있습니다. 아는 사람의 모친으로 70세 때 갑자기 배가 부풀어오르더니 3개월 정도 후에 종합병원에서 난소암 진단을 받게 되었습니다. 암 제거 수술을 받은 후, 겨우 2개월을 선고받았습니다. 가족들이 자택으로 모시고 와서 위로해 드리기 위해 한방약과 고려 인삼을 복용하게 했습니다.

그런데 주치의의 예상과는 달리 암이 더 이상 진행되지 않고 평범한 생활을 계속하다가, 84세 때 폐렴으로 한 번 입원한 것을 제외하고는 87세인 현재까지도 노인보호센터에서 건강하게 생활하고 있습니다.

그밖에 이런 경우도 있습니다. 이 방면에서는 몇 안 되는 연구자 중의 한 사람인 오다 히로시(小田博志 오사카대학 인문과학부) 씨가 학회에서 발표한 병례입니다. 32세 때 개복 수술을 받은 적이 있는 한 주부의 몸 여러 곳에서 악성 종양이 퍼지고 있다는 사실을 발견하게 되었습니다. 항암제 투여도 받았지만 재발 위험성이 상당히 높았고, 만약 재발하게 되면 앞으로 3~6개월밖에 살 수 없다는 선고를 받았습니다. 퇴원 후, 특별한 치료조차 받지 않고 건강에 좋다는 현미식 등을 꾸준히 상식한 결과 6년이 지나도 재발하지 않고, 예상보다 좋은 경과를 보이고 있습니다.

"암이 저절로 치유된다." - 전혀 믿을 수 없는 이 사건들이 처음으로 의학적인 자료에 근거하여 검증된 것은 지금으로부터 30여년 전인 1966년, 미국의 에버슨과 콜에 의한 조사 보고를 통해서였습니다.

의사로부터 확실히 암이라는 진단을 받았음에도 불구하고 치료를 전혀 받지 않았거나, 아니면 치료를 받았어도 충분한 효과를 보지 못했을 텐데 암이 작아져서 저절로 치유된 병례 176가지 사례를 전세계 문헌에서 모아 소개했던 것입니다.

그때까지 '암의 자연 퇴축' 현상이 존재한다는 사실은 알려져 있었지만, 실제로 일어나는 경우는 10만 분의 1 정도로 극히 보기 드문 현상으로 인식되고 있었습니다. 그런데 그 후, 각 나라에서 암의 자연 퇴축에 대한 연구가 진행되었고, 네덜란드에 있는 헬렌듀잉 연구소(암의 자연 퇴축을 전문적으로 연구하는 재단법인)의 조사를 통해 천 명에 한 명 정도의 비율로 암의 자연 퇴축 현상이 일어난다는 결과가 보고되었습니다.

암의 자연 퇴축 국제 심포지엄

1997년 봄, 독일의 오랜 역사를 자랑하는 도시 하이델베르크에서 세계 최초로 '암의 자연 퇴축'을 주제로 한 국제 심포지엄이 개최되었습니다. 이 심포지엄에는 구미, 일본 등지에서 약 3백 명의 연구자들이 참석하였고, 3일 간에 걸쳐 34개의 주제 발표와 함께 열띤 토론이 이루어졌습니다.

저도 참석할 기회를 얻어 몇 가지의 흥미로운 연구 발표를 접할 수 있었습니다. 그 가운데 아주 흥미로웠던 발표 몇 가지를 소개해 드리고자 합니다.

우선 루르샘의 기적적인 치유에 대해서 말씀드리겠습니다. 프랑스의 피레네 산맥 기슭에 위치한 루르샘은 병을 치료하는 카톨릭 교회의 성지로 정해져 있으며, 과거에 수억만 명의 사람들이 찾아와서 몸을 담그고 물을 마시고 돌아갔다는 역사적으로도 유명한 샘입니다.

루르샘은 1858년 2월, 땔감을 모으던 14세의 베르나디 스빌이 성모 마리아의 환상을 보았다는 이야기에서 유래되었다고 합니다. 이 샘은 1868년 로마 심문 위원회에 의해 성물로 인정되었고, 동굴 위에는 거대한 성당이 건축되었으며, 루르샘은 곧 전 기독교도에게 있어서 기적의 성지가 되었습니다.

그 후 카톨릭 교회는 물론 의학회 소속 의사들에 의해서도 본격적인 연구가 이루어졌습니다. 치유력의 효과를 판정하는 루르 의학 위원회의 보고에 의하면 과거 백 년 동안 239건의 병이 기적적으로 치유되었으며, 그 가운데 암의 자연 퇴축 현상은 31건 정도에 그쳤다고 합니다. 이것은 어디까지나 개인적인 의견이지만, 수억 명의 사람들이 루르샘을 찾은 데 비해 효력이 있었다는 사람이 지나치게 적은 것은 암의 자연 퇴축이 루르샘이라는 초자연적인 힘에 의해 이루어졌다기보다는 무언가 다른 요인에서 기인한 것으로 보는 것이 더 나을지도 모릅니다.

그 외의 참석자들 가운데 특히 주목을 받은 사람이 있었습니다. 영국인 여의사의 발표 내용으로 그녀 자신에 관한 것이었습니다.

26세 때 수술로도 회복될 수 없다는 난소암 진단을 받은 그녀는 치료법도 없는 최악의 상황을 받아들여야 했습니다. 그러나 이 여의사는 스스로 병을 치료해 보기로 결심하고 자연식과 민간요법, 이미지 요법(5장에서 자세히 설명) 등에 열중하기 시작했습니다.

그러한 치료를 하는 동안 서서히 증세가 회복되어 갔고, 4년 후에는 암 덩어리가 작아져 제거 수술을 받고 완치되었다고 합니다. 의사이자 환자로서 그녀가 실제로 겪은, 의학적 증거가 뒷받침된 발표였습니다. 그 중 다음과 같은 그녀의 증언이 특히 인상적이었습니다.

"저에게 기적적인 효과를 가져다준 방법이 누구에게나 똑같은 결과를 가져다준다고는 할 수 없습니다."

미국의 캐롤 허쉬버그 선생님은 자연 퇴축으로 다시 살아난 사람들을 직접 방문해서 면접 조사를 통해 얻은 46가지 병례에 대해 보고했습니다. 그 중에는 겨우 반 년 만에 췌장암이 소멸된 52세의 남성, 9개월만에 난소암이 소멸된 40세 여성, 몇 개월 후에 신장암과 폐·뇌로의 전이가 소멸된 30세 여성, 역시 단기간에 전이성 간·폐암이 소멸된 71세의 여성 등이 포함되어 있었습니다(허쉬버그 선생님의 자연 퇴축에 관한 연구는 『암이 없어졌다』는 제목으로 출간되었습니다).

이 조사에 의하면, '어떠한 심리적 요소가 효과적이었는가'라는 질문에 대한 대답으로 '좋은 결과를 얻을 수 있을 거라고 믿는다'(75%), '투지'(71%), '병의 수용'(71%), '병에 도전해 본다'(71%), '병과 결과에 대해 책임을 진다'(68%), '새로운 희망과 삶에 대한 의지'(64%), '적극적인 감정'(64%) 등 그밖에도 여러 가지 대답이 나왔습니다.

그리고 '어떤 행동이 효과적이었는가?'라는 질문에 대한 대답으로는 '기도'(68%), '명상'(64%), '운동'(64%), '이미지 요법'(59%), '걷기·산책'(52%), '음악·노래 부르기'(50%), '스트레스 경감'(50%) 등이 있었습니다.

그러나 다른 사람이 그런 행동을 그대로 따라 한다고 해서 자연 퇴축이 일어난다고 할 수는 없습니다. 위의 행동들은 겉으로 드러난 형태에 지나지 않으며, 내적으로는 생명의 근원에 자극이 전달되는 과정을 반드시 거쳤을 것이라는 생각이 듭니다.

이와 같이 실제로 일어나고 있는 암의 자연 퇴축 구조에 대한 가설을 발표한 사람은 네델란드의 요하네스 실더 박사와 하이델베르그 대학에 유학 중인 일본의 오다 히로시 선생님입니다. 이 두 명의 연구자는 서로 아주 비슷한 공통 가설을 구상하고 있는 듯했습니다. 가설의 내용은 다음과 같습니다.

말기 암이라는 위기에 직면한다 → 어떻게든 살고 싶다는 원시적 행동 → 잠자는 아이를 깨우는 '자명종 시계'가 울린다 → 마음·뇌·신체의 치유 시스템의 근원을 자극한다 → 개개인의 독특한 대처 행동을 재촉하며 작용한다 → 자연 치유력이 놀라울 정도로 발휘된다

다시 말해 생명의 위기에 직면하게 되면 뇌의 전두엽에서 내려진 신호에 의해 몸 전체에 경보 벨이 울려 퍼지고, 그 영향으로 생명의 근원이 자극·발동되어 놀랄만

한 자연 치유력이 발휘된다는 것입니다.

규슈 대학 심리치료 내과 명예교수인 이케미 유지로 선생님의 특별 강연도 상당히 흥미로웠습니다. 이케미 선생님과 나카가와 순지 박사팀이 암의 자연 퇴축 연구에 착수하여 의학적으로 분명한 자연 퇴축으로 판단되는 병례를 발표했습니다. 20여년 동안 수집해 온 72개의 사례 가운데 심리적 요인이 강한 31개의 병례를 분석한 결과에 대해 설명해 주었습니다. 그 보고에 의하면 암의 자연 퇴축으로 '기사 회생'을 이루어 낸 사람들에게서 어떤 공통점을 찾아 볼 수 있다는 것이었습니다.

크게 두 가지로 나누어 보면, 우선 하나는 암이라고 해서 결코 포기하지 않고 늘 적극적인 자세로 살아가는 심리적인 경향이고, 또 하나는 킬러 세포 등의 면역 세포가 활성화되어 있다는 사실입니다. 즉 암이 자연 퇴축한 사람들에게는 암을 이겨내고야 말겠다는 강한 정신력과 면역력이 갖추어져 있다는 의미가 됩니다. 이러한 정신력과 면역력이 상승 효과를 발휘함으로써 암의 자연 퇴축 현상이 일어나게 되는 것입니다.

앞에서는 '암 세포는 내 안의 적이므로 면역 시스템은 가동되지 않는다'라는 설명을 드렸습니다. 그런데 이번에는 '면역력에 의해 암의 자연 퇴축이 일어난다'라고 말씀드리고 있습니다. 이야기의 앞뒤가 안 맞는다고 생각하실 지 모르지만, 사실은 그렇지 않습니다.

　외부에서 침입해 들어온 세균이나 바이러스를 공격할 때와 같은 면역 시스템으로는 암을 제거할 수 없습니다. 지금까지 전문가들도 그렇게 확신해 왔습니다. 그러나 면역 연구가 진전됨에 따라 체내에서 만들어지는 '내 안의 적'인 암 세포에 대항할 수 있는 면역 기능이 사람에게 갖추어져 있다는 사실이 밝혀지게 되었습니다. 그 주역을 담당하는 것이 바로 킬러 세포입니다.

침입자들과 과감히 싸우는 체내 전사들

　그렇다면 왜 암 세포를 퇴치하지 못하고 방치시켜 암 면역 시스템의 파괴 및 킬러 세포의 활력 저하와 같은 중대한 사태가 일어나는 것일까요? 여기서 면역 시스템 자체에 대해 좀 더 설명을 첨가하고자 합니다.

　우리 몸에 갖춰져 있는 면역 시스템은 감염증을 유발하는 세균 및 바이러스 등의 이물질이 침입해 들어오면 거침없이 공격해서 제거해 버리는 역할을 합니다. 이 생체 방어 시스템이 없으면 여러 가지 세균과 바이러스가 우리 몸 속에 침입해서 폐렴이나 패혈증을 비롯한 각종 중증 감염증을 일으키게 됩니다. 의식하지 못하는 경우가 대부분이지만 우리 몸 속에서는 세균이나 바이러스 등의 외적과 면역을 담당하는 전사들과의 전투가 늘 벌어지고 있습니다.

이들 외적과 과감하게 싸우는 체내 전사들은 백혈구로 총칭되는 세포군입니다. 백혈구에는 다른 성격을 가진 몇 종류의 세포가 포함되어 있습니다. 체내 전사들을 간단하게 소개하겠습니다.

우선 최전선에서 눈부시게 활약하는 것이 호중구(주: Newtrophil-백혈구의 일종)입니다. 이 세포는 혈류를 타고 몸 전체를 순찰하면서 이상한 적을 발견하면 그 자리에서 공격을 개시하여 잡아먹어 버립니다. 외적이 침입한 곳에 가장 먼저 달려가는 용감한 전사이지만, 골수에서 만들어진 후의 수명은 불과 몇 일이며, 25개 정도의 세균을 잡아먹으면 그만 수명이 다 돼 죽어 버립니다. 상처 부위의 고름 속에는 파열된 호중구와 세균의 사체가 다량 들어 있습니다.

호중구와 마찬가지로 혈류를 타고 몸 전체를 순찰하는 것이 마크로파지(주: Macrophage-백혈구의 일종으로 이물질을 대량으로 잡아먹는 역할을 한다)라는 세포입니다. '대식 세포'라는 별명에서 알 수 있듯이 마크로파지는 호중구보다 대식가로서 백 개 이상의 세균을 잡아먹을 수 있습니다. 수명도 수개월에서 수년으로 길며 외적과 싸우면서 '인터루킨1(주: Interleukin-면역 형성에 관계하는 인자 중에서 분자로서 단독으로 방출된다)'이라는 물질을 방출합니다. 인터루킨1은 뇌의 시상하부에 있는 발열 중추를 자극해서 체내 전사가 활동하기 쉽도록 체온을 상승시켜 줍니다. 감기에 걸리면 열이 나는 것도 마크로파지 등의 체내 전사가 병원체와 싸우고 있다는 증거입니다.

그리고 면역의 중심이자 체내 전사의 주력이 되는 물질은 림프구로 불리는 세포군입니다. 림프구에는 T세포와 B세포가 있습니다. 호중구나 마크로파지는 조금이라도 수상한 적이 나타나면 닥치는 대로 공격을 가하지만, T세포와 B세포는 외적이 어디에서 온 누구인지를 확인한 후에 가차없이 죽여 버립니다. 이 때 외적의 소속을 확인하는 감찰 역할을 하는 것을 '특이 항원'이라 부릅니다. 세균이나 바이러스의 표면에 있는 특이 항원에 의해 확인을 끝낸 T세포와 B세포는 특이 항원에 알맞은 '항체'라는 미사일을 산출해서 공격을 감행합니다. 특이 항원과 항체는 열쇠와 열쇠 구멍의 관계로 볼 수 있으며, 완전히 일치하지 않으면 공격력을 발휘할 수 없습니다. 즉 체내 전사의 주력이 되는 T세포와 B세포는 외적의 특이 항원에 의해 상대를 분명하게 확인함으로써 외적만을 선택적으로 공격하여 박멸시킬 수 있게 됩니다.

그런데 '내 안의 적'인 암 세포의 표면에는 특이 항원이 존재하지 않습니다. T세포와 B세포는 상대의 특이 항원을 확인하고 처음으로 이에 맞는 항체라는 미사일을 산출해서 공격합니다. 강력한 미사일 공격의 방아쇠 역할을 하는 특이 항원이 없으면 T세포와 B세포는 눈앞에 있는 암 세포를 묵묵히 바라보고 있을 수밖에 없습니다. 이런 이유 때문에 견고한 방어 시스템인 면역 기능도 암 세포에 대해서는 무기력한 것으로 간주되어 왔습니다.

암 세포에도 특이 항원이 존재한다는 주장이 제기되던 때가 있었습니다. 그러나 특이 항원으로 알고 있었던 것이 사실은 태아기에만 존재하는 항원이 발암과 함께 나타났거나, 원래 정상 세포에 극소수 존재하는 항원이 발암에 의해 증가한 것으로 밝혀졌습니다.

즉 AFP(α-페토프로테인)라는 단백질은 태아의 혈액과 양수 속, 임산부의 혈액 속에서는 고농도로 존재하지만 건강한 성인의 혈액에는 흔적 정도로 밖에 존재하지 않습니다. 태아가 양수 속에 있을 때는 왕성하게 AFP를 만들어 내지만, 출생 후에는 거의 만들지 않게 됩니다. 왜냐하면 출생 후에는 AFP의 생산 명령을 내리는 유전자가 긴 잠에 들어가 버리기 때문입니다. 그러나 간암이 진행되면 유전자가 잠에서 깨어나 다시 AFP를 생산하기 시작한다는 것입니다.

AFP와 같은 물질은 세포의 표면에 존재하는 특이 항원과는 또 다릅니다. T세포와 B세포가 상대를 적으로 인식하기 위한 감찰은 물론 할 수 없습니다. 단, 암이 진행되기 시작하면 혈액 속의 양이 증가하기 때문에 종양 마커(주: 종양 세포에서 만들어지며 오줌 및 혈액 속에서 검출되는 물질. 암 진단의 보조나 임상 경과 판정에 이용된다)로 불리며 암의 조기 발견이나 진단에 이용되고 있습니다.

검사는 보통의 혈액검사와 같은 방법으로 이루어집니다. 대표적으로 간암 마커인 AFP, 소화기 암의 마커, CEA(주: Carcinoembryonic antigen-암 태아성 항원) 등, 현재 10여 종류의 종양 마커가 개발되어 있습니다.

그런데 림프구 속에는 킬러 직함을 갖고 있는 세포가 3종류나 있습니다. 이 책의 주인공이라고 할 수 있는 내추럴 킬러 세포(이하 킬러 세포), 킬러 T세포, 그리고 내추럴 킬러 T세포(이하 NKT세포)입니다. 킬러 T세포는 바이러스에 대한 방어 역할을 맡고 있으며, NKT세포는 자기 면역 질환(교원병·주: 피부와 근육, 근육과 뼈가 이어져 서로 붙거나 세포와 혈관 사이가 메워지는 병의 총칭)의 예방 및 암의 전이 방지 등의 역할을 담당하고 있습니다.

킬러 세포를 주목하게 만든 누드 마우스

그렇다면 가장 중요한 킬러 세포는 체내 전사의 어느 부대에 소속되어 있을까요? 킬러 세포가 림프구의 일종이라는 것은 이미 말씀 드렸습니다. 그러나 킬러 세포는 림프구 부대에 소속되어 있으면서, 같은 림프구인 T세포, B세포와는 성격이 다른 것으로서 별종처럼 발견된 세포입니다.

킬러 세포의 존재 자체는 아주 오래 전부터 알려져 있었습니다. 그러나 면역 시스템의 주역은 어디까지나 T세포와 B세포였고, 킬러 세포는 무시되어 여러 종류의 면역 시스템의 연구에 있어서도 실험에 방해가 된다는 이유로 고의적으로 제거되었을 정도입니다.

킬러 세포가 암 공격에 있어서 가장 중요한 역할을 수행한다는 사실이 알려지게 되자 전세계 연구자들이 주목하기 시작했고, 결정적인 계기를 제공한 것은 누드 마우스라는 벌거숭이 쥐였습니다.

누드 마우스는 선천적으로 흉선(주: 胸腺-심장을 덮는 듯 그 위에 위치한 작은 장기로서 면역 세포 제조 공장이라고 할 수 있다)이 없는 실험용 쥐로서 모근의 이상으로 체모가 없는 것처럼 보인다는 데서 이와 같은 이름을 갖게 되었습니다.

흉선은 심장을 덮는 듯이 심장 위에 위치하고 있는 작은 장기입니다. 흉선은 골수에서 만들어진 림프구인 T세포를 성숙시키는 역할을 합니다(T세포의 T는 thymus의 머리 글자). 면역의 중심을 차지하는 성숙한 T세포가 존재하지 않기 때문에 무균 상태에서 배양하지 않으면 즉시 세균에 감염되어 죽어 버리고 맙니다. 게다가 면역 시스템이 불완전하기 때문에 사람의 암 세포를 이식해도 거부 반응을 보이지 않고 그대로 수용해 버립니다. 이러한 이유로 암 연구에 있어서 귀중한 실험 동물로서 널리 애용되고 있습니다.

그런데 이상한 것은 누드 마우스에 발암 물질을 계속 주입시켜도 좀처럼 암이 발생하지 않는다는 사실입니다. 사람의 암을 이식해도 누드 마우스의 체내에는 암이 거의 발생하지 않고, 다른 정상적인 쥐들과 비교해 봐도 암 발생률이 상당히 낮은 것으로 나타났습니다.

이와 같은 아주 흥미로운 사실에서 누드 마우스가 암 세포를 공격하는 어떤 특별한 기능을 갖고 있을 지도 모른다는 추측을 하게 되었습니다. 그래서 누드 마우스의 림프구와 암 세포를 시험관 속에서 혼합해 보았더니 놀랍게도 암 세포가 죽어 버리고 말았습니다.

누드 마우스의 림프구를 자세히 조사해 본 결과, 보통 쥐들에 비해 킬러 세포가 상당히 많았고, 림프구의 반 이상을 차지하고 있었습니다. 이 조사를 통해 누드 마우스의 체내에서 만들어진 암 세포를 공격·파괴하는 것은 림프구 속의 킬러 세포라는 사실이 처음으로 밝혀지게 되었습니다.

같은 림프구라고 해도 T세포와 B세포가 감수성(특이 항원)을 가진 특정 적만을 공격하는 것에 비해 킬러 세포는 특이 항원을 가진 세포뿐만 아니라 다른 종류의 세포도 폭넓게 공격할 수 있습니다.

즉, T세포와 B세포는 암 세포를 만나도 암 세포의 표면에 특이 항원이 존재하지 않기 때문에 적으로 판단하지 못하고 공격하려 하지 않습니다. 그런데 킬러 세포는 암 세포를 확실한 적으로 판단하진 못해도 '수상한 적'으로 간주하고 순식간에 공격을 가하여 죽여 버립니다. 이와 같은 놀라운 살상 능력을 처음부터 갖고 태어났다고 해서 선천적인 살인 청부업자, 즉 내추럴 킬러라는 이름을 갖게 된 것입니다.

또한 킬러 세포는 T세포가 분열하기 바로 전 단계의 세포라는 사실도 밝혀졌습니다. 다시 말해 진화의 입장에서 보면 T세포가 등장하기 훨씬 오래 전부터 킬러 세포가 존재했었다고 할 수 있습니다. 사실 포유동물 뿐 아니라 어류 등의 체내에도 킬러 세포가 존재하고 있습니다. 좀더 원시적인 세포라 할 수 있는 킬러 세포는 격세 유전을 하는 암 세포를 공격하기에 가장 적합한 세포인지도 모릅니다.

킬러 세포도 밤에 자고 아침에 일어날까?

　인간은 보통 낮에 활동하고 밤에 자는 하루의 바이오리듬 속에서 생활을 합니다. 이와 비슷하게 킬러 세포 역시 바이오리듬을 갖고 있는 것 같습니다.

　인간은 충분한 수면을 취한 후 다음 날 아침에 일어나면 몸에 활력이 넘칩니다. 킬러 세포가 가장 원기왕성(암 파괴력이 강하다)한 때는 오전 5~6시경입니다. 그 후 오후로 갈수록 힘이 점점 약해지다가 한밤중에는 최저 상태에 이릅니다. 이 사실에서 알 수 있듯이 인간이 잠을 자는 동안에 킬러 세포도 재충전을 해서 이른 아침에는 최고 수준까지 힘을 회복시키는 것입니다.

　그렇다면 킬러 세포의 적인 암 세포는 바이오 리듬을 갖고 있을까요? 역시 정확한 바이오리듬을 갖고 있습니다. 새로운 학문인 '시간의학'의 연구에 의하면 암 세포는 인간이 자고 있는 동안에 증식하며 역시 세포가 암으로 진행되는 것도 밤이라고 합니다.

이는 킬러 세포가 약해진 한밤중을 틈타서 암 세포가 증식하는 것이 아니라, 원래 정상적인 세포나 암 세포도 성장 호르몬의 분비가 왕성해지는 밤에 증식을 하기 때문입니다. 그러나 어쨌든 야행성인 암 세포가 주행성인 킬러 세포의 허점을 노려 밤에 활동한다는 것은 유감스러운 일입니다.

때문에 인간이 할 수 있는 최선의 방법은 밤에 충분히 잠으로써 킬러 세포를 확실하게 충전시켜서, 아침 일찍 암 세포를 일망타진하여 퇴치할 수 있도록 기대하는 것 이외에는 없습니다.

킬러 세포는 인간과 마찬가지로 계절에 따라 활력의 정도가 달라진다는 조사 결과도 나와 있습니다. 프랑스에서 실시한 조사에 의하면 킬러 세포가 가장 건강할 때는 10월이라고 합니다. 킬러 세포 역시 인간처럼 높푸른 하늘이 끝없이 펼쳐지는 왕성한 식욕의 계절 가을에 활력이 넘치는가 봅니다.

러시아의 조사에 의하면 킬러 세포가 가장 건강한 상태를 유지하는 것은 8월이라고 합니다. 동토의 왕국 러시아에서 인간이 생활하기에 가장 좋은 계절이 8월이기 때문일까요?

제가 일본에서 실시한 조사에 의하면 심한 무더위로 생활하기 힘든 여름과 추위에 심한 타격을 받는 겨울에는 킬러 세포도 약해지는 경향을 보였습니다.

밤에 쉬고 아침에 활력을 되찾는다, 상쾌한 계절에는 힘이 넘친다, 매일 최선을 다해 끊임없이 활동한다……, 인간과 같은 라이프 스타일을 갖는 자신의 분신인 킬러 세포의 존재가 정말 사랑스럽지 않으십니까?

몇년 전, '다마고치'라는 소형 게임기로 벌츄얼 팻(Virtual Pat-가상현실의 애완 동물)을 기르는 놀이가 유행했었지요? 인간이면 누구나 몸 속에 실제로 귀여운 킬러 세포 50억 마리 이상을 기르고 있는 셈입니다.

그들을 훌륭하고 건강하게 키우기 위해서 우리가 해야 할 일은 무엇일까요? 그들은 인간과 똑같은 건강 비결을 갖고 있을까요? 운동이나 스포츠를 좋아할까요? 신나게 웃는다거나 스트레스 때문에 힘들어하거나 좌절에 빠져 상심하기도 하는 걸까요? 노는 것을 좋아 할까요? 인간처럼 노래방이나 술, 그리고 목욕도 좋아 할까요?

그럼 지금부터 킬러 세포의 다양한 성격을 함께 탐색해 보기로 합시다.

2

킬러 세포의 신비

우울한 기분은 킬러 세포의 활성을 저하시킨다 …51
한 지역에 사는 수십만 명의 킬러 세포가 일제히 쇠약해지다 …54
우리가 웃으면 킬러 세포도 웃는다 …59
쾌감·불쾌감의 중추, 시상하부가 면역계에도 관여하고 있다 …65
킬러 세포도 휴대전화를 갖고 있다 …69

우울한 기분은 킬러 세포의 활성을 저하시킨다

 킬러 세포에 대한 연구가 진행됨에 따라 킬러 세포의 신비한 성질이 하나 하나 밝혀지게 되었습니다.
 이를테면 흔히 '연쇄암'이라 불리는 암이 있습니다. 부부 중에서 한 명이 암으로 사망하면 혼자 남은 한 사람이 뒤를 따르듯 암에 걸린다는 것입니다. 저의 환자 중에도 부인을 폐암으로 먼저 잃은 60대 남성이 부인이 죽은 지 겨우 반 년만에 위암에 걸린 사례가 있습니다. 처음에는 부인을 먼저 여읜 정신적인 충격 때문인지 식욕부진 증세를 계속 보였는데, 만성이 되더니 반 년 후에 실시한 검사 결과 위암으로 판정되었습니다.
 어느 조사에서는 부부 가운데 한쪽이 암으로 사망하면 남은 한 사람이 암에 걸릴 확률은 보통 5~10배나 된다는 결과가 나왔습니다.
 사실은 킬러 세포가 연쇄암에 관여하고 있을지도 모른다는 생각이 들게 되었습니다. 우리 몸 속에서 하루에 3천 개 정도의 암 세포가 만들어지고 있음에도 불구하고 모든 사람이 암에 걸린다고 단정할 수 없는 것은 킬러 세포가 암 세포를 죽이기 때문이라는 사실은 이미 설명 드린 대로입니다. 만약 킬러 세포의 활동이 약해지면 암 세포를 죽일 수 없게 되고, 그만큼 암에 걸릴 위험성이 높아집니다.

미국의 아원 연구팀은 전이성 폐암으로 남편을 잃은 여성 열 명과 건강한 남편과 함께 살고 있는 여성을 비교 조사했습니다. 그 결과 남편을 잃은 여성들 쪽이 건강한 남편과 함께 생활하는 여성들보다 킬러 세포의 활동력이 확실히 저하되어 있는 상태였습니다. 킬러 세포의 활성 저하는 연쇄암의 원인이 될 가능성이 있습니다.

원래 킬러 세포를 비롯한 사람의 면역 기능은 10세 이하에서는 낮은 편이고 20세, 30세로 갈수록 상승하며 40세 전후에서 최고조를 맞이하며, 그 이후는 서서히 저하되어 갑니다. '암 연령'으로 불리는 40세 이후에 암에 걸리는 사람이 늘어나는 것도 면역 기능의 저하와 관련이 있습니다(또 따른 이유는 나이가 들수록 DNA 복제가 정상적으로 이루어지지 않는 경우가 증가함에 따라 암 유전자가 잠에서 깨어나 암으로 발전될 확률이 높아지기 때문입니다).

배우자의 죽음이라는 불행한 사태에 직면한 사람들의 대부분은 면역 기능이 쇠퇴하기 시작하는 40대 이후의 중·고령자입니다. 40세를 지나면 연령과 더불어 면역 기능이 떨어질 뿐 아니라 배우자를 먼저 잃은 충격으로 킬러 세포의 활성이 더욱더 저하되기 때문에 그만큼 암에 걸릴 가능성이 커지게 됩니다.

그리고 배우자와의 사별 정도의 심한 충격은 아니지만, 부부 관계의 원만함과 킬러 세포의 관계를 조사한 자료도 있습니다.

미국 오하이오 주립대 의학부에서는 행복한 결혼 생활을 하고 있는 여성 16명과 별거 혹은 이혼 상태에 있는 여성 16명의 혈액을 채취해서 킬러 세포의 활성을 측정했습니다. 그 결과 부부 관계가 원만한 그룹에 비해 별거·이혼 상태의 그룹이 킬러 세포의 활성이 낮다는 사실이 밝혀졌습니다(도표①-킬러 세포의 활성).

또한 동시에 측정된 헬퍼 T세포(주: Helper T Cell - 면역 반응의 중핵인 T세포. 항원의 자극에 의해 B세포 및 다른 T세포를 활성화한다)와 서프레서 T세포(주: Suppressor T Cell - B세포의 항체 생산 및 세포 생산

《도표 1》 킬러 세포의 활성

	별거·이혼 그룹	부부관계가 원만한 그룹
헬퍼 T세포	26.43	32.91
써프레서 T세포	20.01	22.66
킬러 세포	7.50	12.79

면역을 억제하는 작용을 하는 T세포)의 비율이 부부 관계가 원만한 그룹에서는 높게 나타남으로써 면역 기능이 활발하다는 것을 보여주고 있습니다.

킬러 세포는 어쩌면 부창부수를 상징하는 세포일지도 모릅니다. 부부 사이가 좋으면 킬러 세포도 활력이 넘치고 배우자와의 사별, 별거 및 이혼 등의 불행한 일을 겪게 되면 킬러 세포 자신도 기력을 상실해 버립니다. 마치 우리의 감정이 킬러 세포에게 직접 전달되는 것이 아닌가 싶습니다.

그리고 최근에는 앞에서 설명한 배우자와의 사별에 대한 슬픔뿐 아니라 일상 생활의 스트레스에 의해서도 킬러 세포가 상당한 영향을 받는다는 사실이 밝혀졌습니다.

한 지역에 사는 수십만 명의 킬러 세포가 일제히 쇠약해지다

킬러 세포가 스트레스에 약하다는 사실을 증명해 주는 또 하나의 사실이 최근 밝혀지게 되었습니다. 제가 일본에 있을 때 한 지역에서 수십 만 명의 킬러 세포가 일제히 약해져버린 엄청난 사건이 일어났습니다. 무슨 사건이었을까요? 이미 알고 계실 거라 생각합니다. 바로 1995년에 일어난 한신(阪神) 대지진입니다.

오사카 대학 의학부의 모리모토 카네히사 교수의 연구팀은 한신·아와지(淡路) 대지진 피해에 의한 스트레스 장애와 킬러 세포의 관계를 조사했습니다. 고베시 히가시나다구(神戶市東灘區) 등 피해 지역의 기업에서 근무하는 약 120명(여성 48명)의 혈액을 채취해서 킬러 세포의 활성을 측정했습니다. 그 결과 지진 피해로 인한 스트레스로 정서적 불안감에 시달린다고 대답한 사람의 킬러 세포의 활성은 안정적이라고 대답한 사람의 절반에도 못 미치는 수준인 것으로 나타났습니다.

지금까지 한신·아와지 대지진의 피해 정도는 가옥 파괴 등의 물질적·경제적 손해, 외상 등의 신체적 손해, 그리고 불안·공포·상실감에 의한 정신적 손해의 세 가지로 파악되었습니다. 그러나 위의 조사를 통해 스트레스로 인한 체내의 면역력 저하도 빼놓을 수 없는 치명적 손해임이 인정되었습니다.

그리고 1994년 남 캘리포니아 대지진에서도 피해 지역 주민의 대부분이 킬러 세포의 활성 저하 현상을 보였다고 보고되어 있습니다. 아마 지진 피해를 입은 지역의 주민들 중에는 킬러 세포의 활성이 저하된 결과 암에 걸리게 된 사람도 많을 것으로 추측됩니다.

배우자의 사별, 별거·이혼 등의 우울한 심리 상태에 약한 킬러 세포는 역시 정신적인 스트레스에도 약하다는 사실을 알게 되었습니다. 선천적인 살인청부업자, 즉 내추럴 킬러로 불리며 과감하게 암과 싸우는 용감한 이 세포에게도 의외의 약점과 섬세한 성격이 숨어 있었던 것입니다.

한신·아와지 대지진 재해 등의 심한 스트레스 이외에 일상적인 스트레스-수면 부족, 졸업 시험 등에 의해서도 킬러 세포의 활성이 저하된다는 사실이 확인되었습니다. 성 마리아나 의과대학 난치병 치료 연구센터의 호시 케이코 조교수팀은 수면 부족이 킬러 세포에 어떤 영향을 끼치는가에 대해 조사해 보았습니다. 지원 학생들에게 평상시 수면 시간의 3분의 1을 줄이는 수면 제한 스트레스를 주고, 조사 전후의 킬러 세포의 활성을 측정했습니다. 그 결과 수면 제한 스트레스를 받은 후에는 6~43퍼센트의 킬러 세포의 활성 저하를 보였습니다.

그리고 호시 케이코 연구팀은 의대생 열 명을 피험자로 하여 졸업 시험 전후의 킬러 세포의 활성 변화에 대해서도 조사했습니다(도표②-졸업 시험에 대한 스트레스와 킬러 세포의 관계).

킬러 세포의 활성은 졸업 시험기간 중에는 전원 모두

《도표 2》 졸업시험에 대한 스트레스와 킬러 세포의 관계

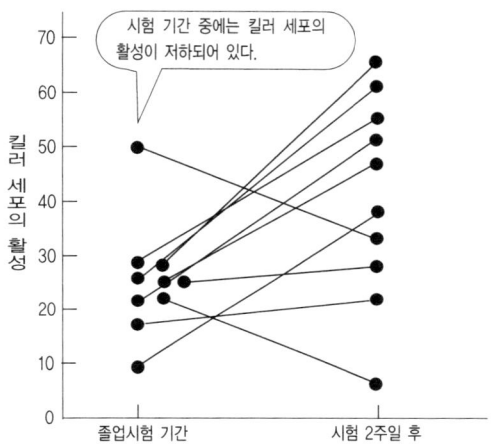

가 저하된 상태를 보였고, 시험 종료 약 2주 후에는 다시 상승했습니다. 예외적으로 두 명의 학생이 시험 종료 후에도 계속 저하 상태를 보였는데, 이는 시험기간 내내 컨디션이 나빴던 관계로 시험 종료 후에도 기분이 침체되어 있었기 때문입니다.

참고로 말하면 위의 졸업 시험은 의사가 되기 위한 국가고시 직전에 치뤄지는 것으로서, 이 시험에 통과하지 못하면 국가고시를 치를 수 있는 자격을 상실하게 됩니다. 따라서 보통 시험 때보다 훨씬 더 심한 스트레스를 받았으리라는 것은 쉽게 상상할 수 있을 것입니다.

이와 같이 시험에 대한 스트레스는 만국 공통인 것 같

습니다. 미국 오하이오 주립대학 의학부에서도 졸업 시험기간 중에 있는 75명의 의대생으로부터 혈액을 채취해서 1개월 전에 채취한 혈액 샘플과 비교·검토하는 연구가 이루어졌습니다. 그 결과를 보면 시험 중의 킬러 세포의 활성은 역시 현저하게 떨어져 있었습니다.

이상의 여러 가지 연구를 통해 킬러 세포는 스트레스에 의해 마이너스 영향을 받는다는 사실을 알게 되었습니다. 즉 킬러 세포를 활성화시키려면 가능한 스트레스를 피하는 것이 중요합니다. 그러나 실제로 사회 생활을 하는 데 있어서 일상적인 스트레스를 모두 피해 갈 수는 없습니다. 스트레스에 의한 정신적인 압박을 가능하면 쌓아두지 않는 것도 중요하지만, 그보다는 적극적으로 킬러 세포의 활성을 높이는 방법에 열중하는 것이 좀 더 현실적이라고 할 수 있겠습니다.

그렇다면 킬러 세포의 활성을 높이기 위해 어떻게 해야 할까요? 저는 사람들의 웃는 모습을 관찰하면서 웃음이나 유머가 심리적으로 좋은 효과를 가져올 뿐 아니라, 생리적 기능에도 어떤 좋은 영향을 미치는 것은 아닐까라는 생각을 하게 되었습니다. 슬픔이나 스트레스가 킬러 세포의 활성을 저하시킨다면, 반대로 우리가 자주 웃거나 기분 좋은 상태를 유지하면 킬러 세포의 활성이 상승하지 않을까요? 그래서 '웃음'의 효과를 조사하기 위해 다음과 같은 실험을 해 보았습니다.

우리가 웃으면 킬러 세포도 웃는다

　1991년 12월 11일 오사카 남쪽에 있는 요시모토(吉本) 흥업의 공연장 '남바그랜드카게쯔'에 19명(남자 5명, 여자 14명)의 지원자를 모이게 했습니다. 연령은 20세에서 62세까지로 19명 중 10명은 건강하고, 8명은 병을 앓고 있는 사람들이었습니다. 이들이 앓고 있는 병의 내역은 유방암, 갑상선 기능 항진증 각 2명, 악성 림프종, 갑상선 기능 저하증, 진구성 심근경색, 당뇨병 각각 1명으로 모두 통원 치료를 받는 상태였습니다.

　실험은 우선 공연 시작 전인 정오에 한 음악실에서 지원자 모두의 혈액을 채취한 후, 객석에서 공연을 보며 마음껏 웃게 하는 간단한 것이었습니다. 이 날의 출연자는 나카다 카우스버튼, 토미즈, 마루무시 쇼텐, 쯔키테 핫포 등 요시모토 흥업을 대표하는 초창기 멤버들로서, 저를 포함해서 지원자 전원이 3시간에 걸쳐 실컷 웃었습니다. 나중에 녹음 테입을 들으면서 웃은 회수를 세어보았더니 450~500회나 되었습니다. 마음껏 웃고 나서 다시 혈액을 채취하여 킬러 세포의 활성을 조사했습니다.

채취한 혈액에서 킬러 세포를 분리한 후 배양한 암 세포군 속에 넣어서 암 세포가 어느 정도 제거되었는지를 나타내는 파괴율로 킬러 세포의 활성을 표시해 보았습니다. 그 결과(도표③-실험(3시간 동안 웃기) 전과 후의 킬러 세포의 활성 변화), 측정 불가능한 한 명을 제외하고 18명 가운데 13명의 킬러 세포의 활성률이 상승한 것으로 나타났습니다. 또한 하강 상태를 보인 4명은 원래 킬러 세포의 활성이 기준치보다도 높은 사람들로서 저하되었다고 해도 기준치의 상한 이하로는 떨어지지 않았습니다. 킬러 세포의 활성이 원래 기준치보다 낮게 나타난 5명 전원은 정상 범위 이내, 혹은 그 이상까지 상승해 있었습니다. 정상 범위 안에 속한 5명 중 4명은 높은 상승세를 보였고, 거의 변화가 없었던 1명도 최소한 떨어지지는 않았습니다.

겨우 3시간 동안 웃었다는 것만으로 지원자 대부분의 킬러 세포의 활성이 3~4배까지 높아졌다는 사실은 정말 놀라운 것입니다. 우리가 웃으면 킬러 세포도 힘이 강해져서 암 세포에 대한 공격력이 3~4배나 높아집니다.

그리고 동시에 측정한 헬퍼 T세포와 서프레서 T세포의 비율에 대한 검사 결과도 놀라웠습니다. 이 비율이 지나치게 낮으면 암에 대한 저항력이 약해지고 너무 높으

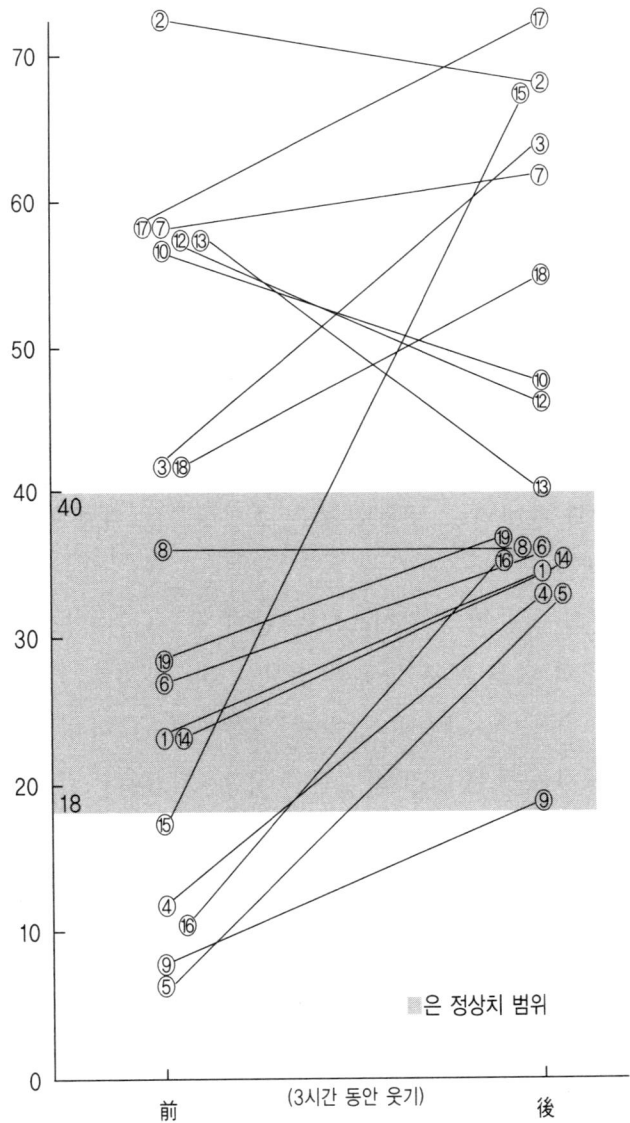

《도표 3》 실험(3시간 동안 웃기) 전과 후의 킬러 세포의 활성 변화

면 교원병 및 류마티스 등의 자기 면역 질환에 걸리기 쉽다고 합니다. 실험 결과를 보면 헬퍼 T세포와 서프레서 T세포의 비율이 지나치게 낮은 사람은 모두 높아졌고 너무 높은 사람은 모두 낮아졌으며, 원래 정상이었던 사람은 아무런 변화가 없었습니다. 이 결과에 대해서는 단 한 사람도 예외가 없었습니다(도표④-실험(3시간 동안 웃기) 전과 후의 헬퍼 T세포/서프레서 T세포의 비율(CK4/8cc)의 변화)

결국 웃으면 암에 대한 저항력이 강해지는 것은 물론 교원병과 류마티스 등에도 좋은 효과를 가져다준다고 할 수 있겠습니다.

지금까지 우리의 상식으로는 단지 웃었다는 사실만으로 체내의 면역 세포 활동이 변한다고는 생각해 볼 수도 없었습니다. 저 자신도 그렇게 생각했었으니까요. 그런데 예상치 못했던 놀라운 결과가 나온 것입니다.

1년 후, 이번에는 암 투병자 20명을 대상으로 같은 실험을 해 보았습니다. 여기에서도 거의 같은 데이터를 얻을 수 있었습니다. 결과적으로 우리가 웃으면 킬러 세포도 웃는다는 것을 확신하게 되었습니다.

미국 캘리포니아주 로마린다 대학의 리 백 교수팀도 같은 실험을 했습니다. 건강한 남성에게 코미디 등의 유머 비디오를 1시간 동안 보여주고, 보기 전, 보는 도중,

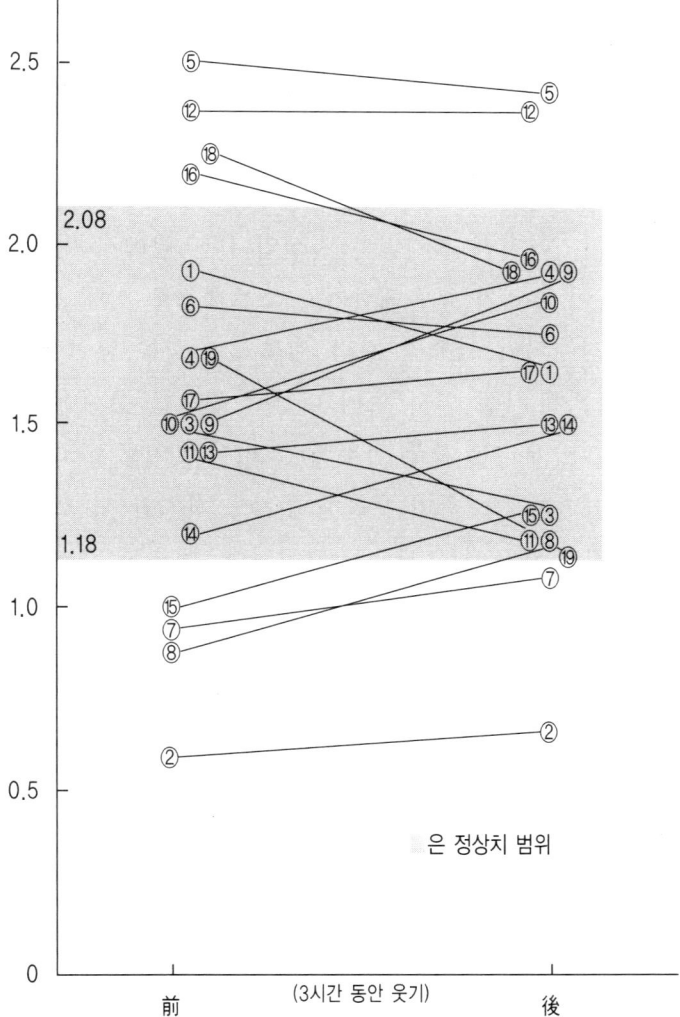

《도표 4》 실험(3시간 동안 웃기) 전과 후의 헬퍼 T세포와 써프레서 T세포의 비율(CD4/8cc)의 변화

보고 난 후의 혈액을 채취해서 면역 기능의 변화를 조사했습니다. 그 결과 유머 비디오를 본 후에 킬러 세포를 비롯해서 B림프구, 면역 기능을 높이는 인터페론γ가 증가된 것으로 확인되었습니다.

'사람이 웃으면 킬러 세포도 웃는다'. 정말 믿기 어려운 이야기이지만 틀림없는 사실입니다. 앞에서 이미 서술했듯이 우리가 우울해하거나 스트레스로 인해 정신적으로 침체되어 있으면 킬러 세포도 기력을 잃어버리고 맙니다. 이 사실 역시 여러 다양한 연구를 통해 증명된 것입니다. 우리는 보통 아무 생각 없이 웃기도 하고 화내거나 슬퍼하기도 하며 우울해 하기도 하지만 이 모든 감정이 킬러 세포에 그대로 전달됩니다. 어쩌면 킬러 세포 자신이 기쁨, 슬픔, 우울함을 직접 체험하고 있는 것은 아닐까요?

기존의 의학 상식으로 보면 위와 같은 생각은 문제 삼지 않고 단순히 웃어넘길 정도로 설득적이지 못했습니다. 킬러 세포가 작용하는 면역계와 감정 및 사고를 담당하는 뇌신경계는 서로 완전히 독립된 계열이며 체내의 면역 시스템은 사람의 감정의 움직임과는 전혀 상관없이 작용한다는 것이 의학 상식이었습니다. 우리 자신도 3백여년 전에 철학자 데카르트가 제창한 이원론(정신과 육체는 완전히 다른 별개의 것이므로 따로 다루어야 한다는 설)에 오랫동안 길들여져 마음과 몸은 전혀 다른 것으로 생각해 왔습니다.

그러나 근래 들어 이원론과는 완전히 반대의 입장에서 몸과 마음을 하나로 보고 몸 속에서 일어나는 여러 현상들을 몸과 마음의 관계에서 해석하자는 학문이 주목받고 있습니다.

심리 작용과 면역의 관계를 연구하는 정신신경 면역학이라는 전혀 새로운 영역의 의학으로서 정신(마음), 신경(뇌), 면역계(자연 치유 능력)의 3가지 분야가 합쳐져 만들어진 것입니다. 지금까지는 독립되어 있고 서로 관련이 없는 것으로 생각했던 것이 사실은 면역 작용, 특히 킬러 세포의 작용에는 감정의 변화가 밀접하게 관련되어 있다는 사실이 정신신경 면역학에 관한 최근 연구에 의해 점차 확실해지게 되었습니다.

쾌감·불쾌감의 중추, 시상하부가 면역계에도 관여하고 있다

정신 활동과 면역 시스템과의 관계를 해석하는 정신신경 면역학의 연구에 의하면 심리 작용과 면역 시스템을 중재하는 역할을 하는 것은 뇌의 간뇌 부위라고 합니다.

　뇌를 해부학적 입장에서 보면 아래에서부터 척수, 뇌간(연수, 교, 중뇌), 그 위에 간뇌(시상하부, 시상)가 있고, 간뇌 주위를 대뇌가 빙 둘러싸고 있습니다.

　간뇌는 시상과 시상하부로 이루어져 있습니다. 양쪽 눈에서 뇌 안쪽으로 더듬어 가다보면 정확히 눈과 뇌 사

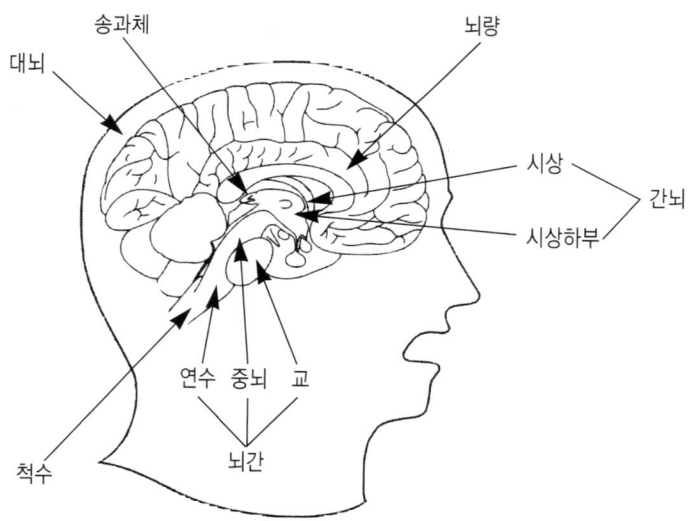

이에 위치하는 것이 시상(19세기 초, 시각의 근원이라는 의미에서 명칭 유래)이며 그 아래 있는 사탕알 크기의 부위가 시상하부입니다.

시상은 맛과 냄새 등 외부에서 일어나는 화학적 자극과 청각 및 시각, 촉각 등의 감각적 자극을 중계하며 뇌의 감각중추 전체에 정보를 보냅니다. 한편 시상하부는 체내 센서와 같은 역할을 하며, 혈액 및 뇌척수 중추의 내부 정보(포도당 수치, 호르몬 농도, 삼투압 등)를 감지해서 뇌의 각 부위에 전달하거나 체내의 호르몬을 억제하는 뇌하수체에 직접 명령을 보내기도 합니다. 이와 같이 시상하부는 생명을 유지하는 데 없어서는 안 될 식욕과 체온 등을 제어한다는 뜻에서 '생명의 뇌'라고도 불리는 중요한 기관입니다.

예를 들어 건강한 사람의 체온은 36도 전후를 유지하고 있습니다. 더운 곳에서 추운 곳으로 이동하는 등의 환경 변화에 의해 사람의 체온은 일시적으로 내려가지만, 몸의 기능이 체온을 즉시 일정한 상태로 되돌리도록 작용합니다. 이처럼 일정한 상태를 유지해 주는 기능을 항상성(주: Homeostasis-미국의 생리학자 W.B. 캐논에 의해 제창됨)이라 하며, 이러한 기능을 제어하는 것이 시상하부입니다.

체온이 떨어졌다는 정보를 시상하부가 입수하면 즉시

아래에 있는 뇌하수체에 전달해서 부신피질자극 호르몬을 분비시킵니다. 그 호르몬에 의해 부신에서 부신피질호르몬이 분비되어 자율신경인 교감신경이 작용하기 시작합니다. 그 결과 심장의 맥박과 호흡이 빨라져서 36도 전후까지 체온을 상승시키는 것입니다.

그리고 시상하부와 그 주변에는 우리가 맛있는 것을 먹었을 때의 만족감과 좋아하는 사람과 함께 지낼 때의 편안한 기분을 만들어 내는 쾌감 중추와, 분노와 불쾌감 등을 만드는 불쾌 중추가 있습니다. 좋아하는 이성이 눈앞에 있을 때 가슴이 두근거리고 얼굴이 빨개지는 것도 시상하부의 작용에 의해 교감신경이 자극을 받아서 심장이 다량의 혈액을 내보내기 때문입니다.

이와 같이 생명을 유지하기 위해서는 필수불가결한 체온 조절 등의 항상성을 제어하거나 쾌감 및 불쾌감과 같은 감정을 만들어 내는 시상하부가 사실은 면역계에도 깊게 관련되어 있다는 사실을 알게 되었습니다. 마우스의 시상하부 가운데 특정 부위를 파괴하면 킬러 세포의 활성이 일주일 이내에 완전히 소멸되며, 그 후로 절대 회복되지 않는다는 사실이 확인되었습니다.

스트레스를 받으면 킬러 세포의 활성이 저하되는 것도 스트레스를 감지한 시상하부가 뇌하수체에서 부신피질자극 호르몬을 왕성하게 분비시킨 결과, 부신에서 과도의 부신피질 호르몬이 분비되어 킬러 세포의 활성을 저하시켜 버리기 때문입니다.

킬러 세포도 휴대전화를 갖고 있다

그럼 왜 웃으면 킬러 세포의 활성이 높아지는 것일까요? 이에 대한 자세한 원리는 아직 해명되지 않았지만, 재미있는 것은 킬러 세포의 표면에서 뇌하수체에서 방출되는 호르몬과 자율신경에서 방출되는 신경 전달 물질을 받아들이는 리셉터(Receptor-수용체)가 발견되었다는 사실입니다. 이 중대한 발견은 뇌와 킬러 세포 사이에 정보 전달 물질을 중개하는 통신이 이루어지고 있을 것이라는 가능성을 시사하고 있습니다.

인간의 뇌 속에는 복잡하게 가지를 뻗은 수많은 신경세포들이 네트워크를 구축하여 서로 정보를 전달하고 있습니다.

신경세포와 신경세포의 접점을 시냅스(주: Synapse-신경 세포가 연결된 접합부. 신경 연쇄라고도 함)라 하며, 정보는 시냅스를 통해서만 신경세포에 전달됩니다. 이 때 신경세포 말단에서 신경 전달 물질이 방출되며, 이

물질이 시냅스를 통해 이웃해 있는 신경세포 말단 리셉터에 전달됨으로써 정보 전달이 이루어지는 것입니다.

정보 전달 물질에는 뇌 속의 쾌락물질로 알려진 엔돌핀을 비롯해서 아세틸콜린(주: Acetylcholine-부교감신경 및 말단 신경에서 장기로 전달되는 흥분 전달 물질), 노드아드레날린(주: Noradrenalin-부신수질에서 유출되는 호르몬), 세로토닌(주: Serotonin-시상하부, 대뇌 변연계에 다량 함유되어 있는 화학 전달 물질), 도파민(주: Dopamine-중추 신경계 전달 물질의 하나로 억제 작용 및 심근 수축력 증강 작용을 하므로 심부전 치료에 사용된다) 등이 있습니다. 이와 같이 뇌 세포들이 정보 전달 물질을 중개하여 서로 연락을 취하고 있는 것처럼 뇌와 킬러 세포 사이에서도 정보의 전파가 이루어지고 있습니다.

일찍이 감정과 뇌, 면역의 관계를 연구하는 정신신경면역학에 있어서 하나의 풀리지 않는 의문이 있었습니다. 바로 뇌에서 보내는 정보가 킬러 세포 등의 림프구에 어떤 식으로 전달되는가에 관한 것이었습니다.

보통 뇌와 몸의 정보 전달은 신경섬유라는 일종의 '전선'을 통해 이루어집니다. 그런데 몸 속을 자유롭게 헤엄쳐 돌아다니는 50억 개의 킬러 세포는 뇌와 전선으로 연결되어 있지 않습니다. 만약 뇌와 킬러 세포가 신경섬유로 연결되어 있다면 우리 몸 속은 뒤엉킨 섬유 조직들로 가득 차 대혼란에 빠지고 말 것입니다. 이 사실은 최근까지 누구도 예상하지 못했던 부분입니다.

이 의문을 간단하게 해결시켜 준 것이 바로 킬러 세포의 표면에 존재하는 리셉터의 발견이었습니다. 리셉터는 정보를 받아들이는 일종의 '수화기' 같은 것입니다. 정신 신경 면역학의 최신 정보에 의하면 뇌, 특히 시상하부의 감정적 변화에 따라 뇌에서 대량 생산된 신경 펩티드(주: Peptide-두 개 이상의 아미노산이 결합한 화합물의 총칭)라는 정보 전달 물질이 혈액과 림프액을 통해 몸 속 구석구석까지 운반됩니다. 그리고 운반된 정보 전달 물질이 킬러 세포 등의 림프구 표면에 있는 리셉터에 수용되어 정보가 전달된다는 것입니다.

우리가 웃으면 유쾌한 정보를 전달하는 신경 펩티드가, 그리고 우울해 하면 우울한 정보를 전달하는 신경 펩티드가 샤워기를 통해 나오는 물처럼 뇌에서 순식간에 몸 전체로 운반됩니다.

즉 뇌에서 내보내는 정보는 전선을 통해서 킬러 세포에 전달되는 것이 아닙니다. 리셉터라는 무선 휴대 전화를 갖고 있는 킬러 세포 하나 하나가 뇌에서 전달되는 정보에 의해 힘이 약해지기도 하고 강해지기도 하는 것입니다. 게다가 리셉터는 정보마다 수용하는 장소가 다른 것 같습니다. 뇌에서의 유쾌한 정보를 수용하는 리셉터, 그리고 슬픈 정보는 또 다른 리셉터에 수용되는 식의, 종류가 다른 수많은 리셉터(수화기)들이 존재한다고 볼 수 있습니다. 킬러 세포 한 개의 표면에 약 1억 개의 리셉터가 있다고 주장하는 전문가도 있습니다.

그리고 각종 림프구끼리의 커뮤니케이션에도 휴대 전화가 이용되고 있습니다. 예를 들어 킬러 세포와 같은 림프구의 일원인 T세포의 표면에도 외적에 관한 정보를 감지하는 리셉터가 존재합니다. 세균 등의 외적이 침입하면 가장 먼저 달려 온 마크로파지가 외적과 싸울 때마다 '인터루킨1'이라는 물질을 방출해서 외적의 존재를 알리려고 합니다. 그 정보를 T세포 표면에 있는 리셉터가 감지하면 흥분한 T세포가 림포카인(주: Lymphokine-림프구에서 방출되는 가용성 물질의 총칭)을 방출합니다. 이번에는 림포카인의 자극을 감지한 B세포가 미사일의 역할을 하는 면역 글로불린(주: Globulin-단순 단백질의 일종)이라는 단백질을 만들어냅니다. 이와 같이 면역 세포끼리 휴대 전화를 이용해서 서로 긴밀하게 연락을 취하면서 똘똘 뭉쳐 외적과 싸우는 것입니다.

또한 면역계에서 뇌 신경계로의 연락도 사이토카인(주: Cytokine-혈액 속에 포함되어 있는 면역 단백질의 일종)으로 총칭되는 물질(인터루킨1과 인터페론)에 의해 이루어집니다. 세균 등의 외적과 싸우는 면역 시스템의 체내 전사는 사이토카인을 방출함으로써 '지금은 전투 중'이라는 정보를 뇌에 전달합니다.

그 결과 시상하부의 신경 세포군이 자극을 받게 되어 발열 및 수면, 식욕 감퇴 등의 증상이 나타납니다. 감기에 걸렸을 때 자주 경험하게 되는 증상이 사실은 면역 세포가 뇌에 보낸 메시지의 결과였던 것입니다.

이처럼 킬러 세포를 비롯한 면역 세포는 뇌 사이에서 끊임없이 정보를 교환하고 있습니다. 놀랍게도 면역 세포 자체가 뇌하수체가 방출하는 부신피질자극 호르몬을 만든다는 것과 뇌 세포가 사이토카인의 일종인 인터루킨 1을 만들 수 있다는 것, 그리고 뇌 신경계와 면역계가 공유하는 정보 전달 물질 및 리셉터를 갖고 있다는 사실 등을 알게 되었습니다. 우리의 몸 속에는 인터넷도 감당할 수 없을 정도의 무수한 네트워크가 존재합니다. 이 시스템이 제 기능을 잘 발휘할 때 건강한 생활을 할 수 있게 되는 것입니다.

그러므로 우리가 웃거나 즐거운 일에 열중하고 있으면 좋은 기분이 뇌에서 발신되어 휴대 전화를 통해 킬러 세포에게 좋은 정보로서 전달되고, 결국 킬러 세포도 건강해집니다.

반대로 슬퍼하거나 우울한 상태에 있으면 나쁜 정보가

킬러 세포에 전달되어 킬러 세포도 기력을 잃게 됩니다.

암의 자연 퇴축 현상에 의해 기적적으로 다시 살아난 사람들에게서 공통적으로 나타나는 경향으로서 킬러 세포의 활성화와 반드시 암을 이겨내겠다는 적극적인 심리 상태를 들 수 있다고 이미 말씀드렸습니다. 적극적인 심리 상태와 킬러 세포의 활성화는 전혀 상관없는 별개의 문제처럼 보였는데 사실은 밀접하게 연관되어 있었습니다.

암을 예방하고 암에 지지 않기 위해서는 발암 물질을 멀리하고 암의 진행을 촉진하는 생활 습관을 개선하는 것이 무엇보다도 중요합니다. 그러나 이에 못지 않게 중요한 것은 평소에 킬러 세포가 소지하고 있는 휴대 전화에 직접 전화를 걸어서 기운을 북돋워 주는 것이라고 생각합니다.

어떤 사람의 킬러 세포가 건강한가?

암과 싸우려면 킬러 세포를 활성화시키자 …77
웃음의 신비한 효과; 의식적으로 만든 웃음도 킬러 세포를 강하게 만든다 …79
좋아하는 취미 활동이나 운동을 하면 킬러 세포도 건강해진다 …85
킬러 세포를 건강하게 만드는 생활 …89
절대 와욕(臥褥)과 킬러 세포 …96
스트레스에 적극적인 대처가 좋은 결과를 가져온다 …98
온천 쥐와 수영 쥐 …101
여성에겐 수술의 길일과 흉일이 있다 …102
환상의 면역 요법 …105
인터페론에 의한 단기간의 양자 면역 요법 …108
고남 박사가 증명한 킬러 세포 강화 물질 …109

암과 싸우려면 킬러 세포를 활성화시키자

킬러 세포에게 활력을 주는 방법에는 여러 가지가 있지만 가장 간단하면서도 확실한 것은 웃는 것입니다. 앞 장에서도 말씀드렸듯이 웃는다는 것은 킬러 세포의 휴대전화로 건강 메시지를 계속 보내는 것이므로 킬러 세포도 건강해질 수밖에 없겠지요? 잘 웃는 사람의 킬러 세포는 늘 활력이 넘칩니다.

그런데 젊은 사람들일수록 잘 웃고 연령대가 높아질수록 웃으면 가볍게 보인다고 생각해 기피하는 경향이 있는 것 같습니다. 특히 남성들 중에는, '이상하지도 않은데 왜 그렇게 웃느냐?', '남자는 웃음에 인색해야 한다'는 등의 생각을 고집하는 분들이 많은 것 같습니다. 그 기분을 이해 못하는 것은 물론 아닙니다. 아무리 웃음이 건강에 좋다고 해도 업무중에 사소한 일 때문에 웃는다면 주위 사람들에게 가볍게 보일 수도 있다고 생각하는 사람도 많겠지요. 저도 웃음을 암 퇴치에 활용해야겠다는 생각을 하기 전에는 만담이나 재담에는 전혀 관심이 없었습니다.

그런데 암 치료에서 문제가 되는 것은 암 세포 살상능력을 선천적으로 갖추고 있는 킬러 세포도 그 상태 그대로는 암을 공격하는 능력을 충분히 발휘할 수 없다는 사실입니다. 킬러 세포의 공격력을 최대한 발휘시키려면 킬러 세포를 자극해 활성화시키는 것이 무엇보다 중요합니다.

활성화된 킬러 세포는 놀라운 역할을 수행합니다. 폐에 전이되기 쉬운 흑색종이라는 암을 쥐에 이식한 후에 활성화된 킬러 세포를 몸 속에 넣으면 폐 전이가 거의 일어나지 않습니다. 반대로 혈액 속에서 킬러 세포를 선별적으로 제거해 버리면 암이 크게 퍼질 뿐 아니라 전이도 급격히 증가합니다. 암을 예방하고 암과 싸워나가려면 킬러 세포를 어떻게 활성화시킬 것인가의 문제에 제일 먼저 부딪치게 됩니다. 킬러 세포를 활성화시키려면 웃는 것이 가장 간단하고 확실한 방법입니다.

그러나 이 사실을 알고 있다고 해도 갑자기 웃을 수는 없습니다. 게다가 기분이 가라앉아 있어서 웃고 싶어도 웃음이 나오지 않는 경우도 있습니다. 이럴 때일수록 웃어야 한다고 말하기는 쉽지만, 오랫동안 굳어 있던 감각이나 감성을 하루아침에 바꾸기란 절대 쉽지 않습니다.

또한 유감스럽게도 감성이 풍부한 젊은이들에 비해 웃는 것을 대수롭지 않게 생각하는 고령자들이 나이로 봐도 암에 걸릴 확률이 훨씬 높습니다. 그만큼 킬러 세포를 건강하게 만들어야 할 중·고령자들이, '남자는 웃음에 인색해야 한다'라고 주장하면서 체면을 차릴 상황도 아닌데, 역시 웃지 못하는 사람은 웃을 수 없다는 게 솔직한 대답입니다. 그렇다면 평소에 별로 웃지 않는 사람들은 어떻게 해야 할까요?

웃음의 신비한 효과; 의식적으로 만든 웃음도 킬러 세포를 강하게 만든다

웃음은 인간만이 갖는 특유한 것으로, 의학적으로는 '긴장이 해소되는 상황에서 발생하는 정서적 반응'으로 정의하고 있습니다. 가령 우월감을 가져다주는 감탄, 익살스러운 이야기, 어색한 상황, 부끄러움, 행복감, 당혹스러움, 승리감 등에 의해 긴장에서 해방되었을 때 얼굴에서 자연스럽게 웃음이 피어납니다. 그러나 이러한 정서적 반응에 의해 생기는 웃음과는 달리 우리들이 갖고 있는 또 하나의 웃음이 있습니다.

바로 의식적으로 웃는 얼굴을 만드는, 누구나 할 수 있는 '만드는 웃음'입니다. 평소에 잘 웃지 않는 사람이라도 웃는 얼굴을 만드는 것은 그리 어렵지 않습니다. 혼자 있을 때 거울을 보고 빙긋 웃으면 되는, 정말 쉬운 일입니다. 자신을 위해서, 그리고 몸 속에서 암 세포와 싸우는 킬러 세포를 위해서 한번 웃는 얼굴을 만들어 보는 겁니다. 그러면 아무리 '남자는 3년 편협'이라고 굳게 믿고 있는 사람도 주위 이목을 신경 쓰지 않고 미소지을 수 있게 될 것입니다.

그런데 의식적으로 만든 웃음으로도 정말 킬러 세포를 건강하게 만들 수 있는 걸까요? 저 자신도 처음에는 반신반의했습니다. 자연스러운 웃음은 예를 들어, 재미있다고 느끼는 정서적 반응으로 일어나는 뇌 안의 생리적 변화가 운동신경(안면신경)을 매개로 얼굴 근육을 움직이게 함으로써 만들어집니다. 만드는 웃음은 재미있다는 정서적 반응과는 전혀 상관없이 단지 얼굴 근육을 움직이는 것만으로 완성되는 것입니다. 이와 같은 간단한 동작만으로 킬러 세포의 활성이 현저히 높아진다는 사실은 미처 생각하지 못한 것이었습니다.

그런데 어느 날, 라디오에서 프로 야구 평론가 사사키 신야 씨가 진행하는 스포츠 방송을 듣게 되었습니다. 그가 이런 말을 했습니다.

"스포츠 선수가 좋은 성적을 올려야 한다는 부담감 때문에 지나치게 긴장해 있으면 오히려 좋은 경기를 할 수 없게 됩니다. 오릭스의 이치로 선수의 진자(振子) 타법이 좋은 성적으로 연결되는 것도 다리를 흔들어서 긴장을 풀어줌으로써 편안한 마음으로 경기에 임할 수 있기 때문이죠. 스포츠 선수들은 우선 긴장을 푸는 것이 무엇보다 중요합니다. 이 사실을 입증해 주는 증거로 올림픽에서 무려 9개의 금메달을 딴 칼 루이스에 대해 말씀드리겠습니다. 그는 100미터 경기에서 전속력으로 달리다가 80미터 지점에서 의도적으로 빙그레 웃습니다. 그리고 나머지 20미터는 더욱 속력을 내서 질주하여 선두로 결승 지점을 통과합니다."

사사키 씨의 이야기를 듣고 저는 문득 이런 생각이 들었습니다.

'의식적으로 웃는 것만으로 스포츠 선수들의 능력이 신장된다면, 웃는 표정만 지어도 킬러 세포에 좋은 영향을 줄 수 있지 않을까?'

그래서 다음과 같은 실험을 해 보았습니다.

대학생 지원자 6명(남녀 각 3명)을 각각 다른 방에 들어가게 하고 재미있는 생각을 하지 않는 상태에서 2시간 동안 웃는 표정만 짓게 했습니다. 오전 9시 반에 실험에 들어가서 30분 간격으로 5분씩 쉬면서 가끔씩 거울을 보면서 자신의 웃는 얼굴을 확인하도록 했습니다. TV도 라디오도 없는 방에서 혼자 계속해서 웃는 표정만 짓게 하고, 실험 전과정을 비디오 카메라에 담았습니다. 그리고 실험 전후에 혈액을 채취해서 킬러 세포의 활성을 비교해 보았습니다.

그 결과 확실한 변화를 확인할 수 있었습니다(도표⑤-2시간 동안 계속 웃는 표정만 지었을 경우의 킬러 세포의 활성 변화). 킬러 세포의 활성이 원래 낮은 사람과 정상인 사람 모두 2시간 내내 웃는 표정만 지었음에도 불

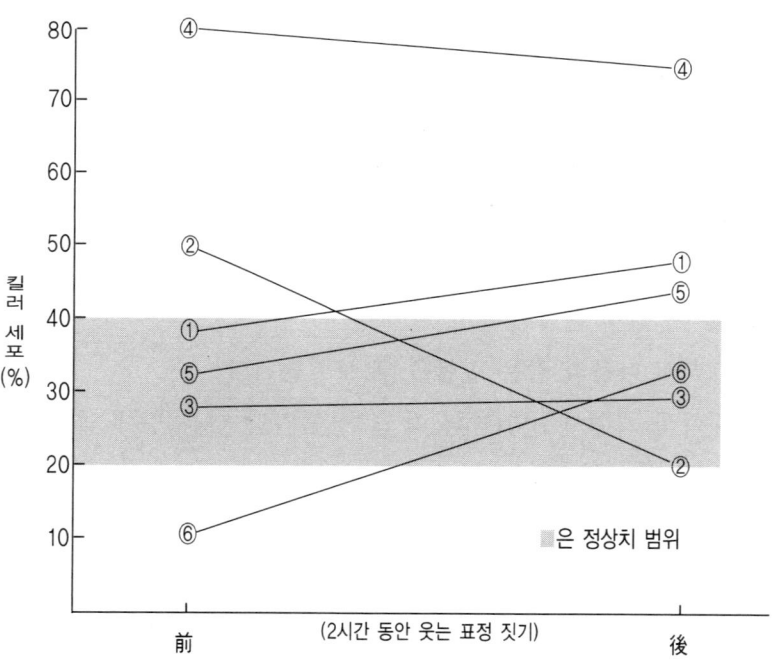

《도표 5》 2시간 동안 계속 웃는 표정을 지을 경우 킬러 세포의 활성 변화

구하고 킬러 세포의 활성이 상승한 것으로 나타났습니다. 킬러 세포의 활성이 저하된 2명은 처음부터 킬러 세포의 활성이 높았던 사람들로서, 떨어졌다고 해도 정상적인 범위 내에서 저하되었을 뿐이었습니다.

이 실험을 통해서 의식적으로 만드는 웃음이라도 킬러 세포를 충분히 건강하게 할 수 있다는 사실이 의학적으로도 증명되었습니다. 웃는 얼굴은 의도적으로 만든 것이라도 마음에 어떠한 영향을 끼친다고 할 수 있습니다.

우리 몸에는 뇌의 작용을 제어하는 여러 가지 조절 스위치가 갖추어져 있습니다. 예를 들어, 자동차 운전을 하다가 졸음이 올 때 검을 씹거나 하면 졸음이 달아나는 경우가 있습니다. 검을 씹는 운동, 잇몸을 자극하는 일이 하나의 스위치로 작용하여 뇌를 각성시키는 것입니다. 이런 사실만 보더라도 의도적으로 만든 웃음도 뇌에 접근하는 하나의 스위치가 아닐까 하는 생각이 듭니다.

최근 정신신경 면역학에 관한 연구에서는 얼굴 표정을 만들어 내는 부위를 대뇌 기저핵(大腦基底核-운동을 미세 조정해서 표정이나 태도를 만드는 뇌)으로 보고 있으며, 이 부위는 쾌감 호르몬으로 불리는 도파민의 분비가 대뇌 신피질 다음으로 많은 곳입니다. 웃는 얼굴은 대뇌 기저핵의 활동을 활발하게 함으로써 도파민의 분비도 왕성하게 해 줍니다. 웃는 표정만 지어도 대뇌 기저핵이 자극을 받아서 킬러 세포까지 건강하게 만들어 주는 것입니다.

이처럼 인간의 몸의 일부인 뇌는 굉장한 잠재력을 갖고 있다고 할 수 있습니다. 그러나 우리는 잠재력의 극히 일부분만을 사용하고 있습니다. 잠재되어 있는 나머지 힘을 이끌어 내려면 어떻게 해야 할까요? 사실 그렇게 어려운 일은 아닙니다. 생각보다 간단한 방법으로 잠재력을 이끌어낼 수 있습니다. 단지 웃는 것만으로 킬러 세포의 활성이 높아진다는 사실도 하나의 힌트가 된다고 할 수 있겠지요?

실제로 지금 계신 자리에서 의도적인 웃음을 만들어 보세요. 얼굴을 잔뜩 찡그리고 있을 때보다도 왠지 마음이 가벼워지는 것 같지 않으세요? 기분이 조금 좋아지지 않으셨나요? 노벨 평화상을 수상한 故 테레사 수녀님은 빈민구제를 위해 일하는 자매들에게 늘 이런 말을 했다고 합니다.

"그들에게 웃는 얼굴을 보여 주세요. 웃고 싶지 않아도 웃는 거예요. 사람들에게는 웃는 얼굴이 필요해요."

테레사 수녀님은 웃는 얼굴이 다른 사람을 즐겁게 해 줄 뿐 아니라 자신의 기분도 밝게 만든다는 사실을 말해 주고 싶었던 것입니다.

어쨌든 우리가 웃으면 킬러 세포는 건강해집니다. 킬

러 세포가 갖고 있는 휴대 전화로 우리 스스로가 전화를 걸 수 있는 기회(웃음 또는 웃는 얼굴)를 잘 활용하시기 바랍니다.

좋아하는 취미 활동이나 운동을 하면 킬러 세포도 건강해진다

　우리가 웃으면 킬러 세포도 웃습니다. 그리고 우리가 슬퍼하면 킬러 세포도 힘을 잃게 됩니다. 우리 인간과 킬러 세포는 일심동체, 즉 우리의 기분이 그 대로 킬러 세포에게 전달됩니다. 가령 골프나 노래방처럼 자신이 좋아하는 일에 열중하고 있을 때의 고조된 기분은 킬러 세포를 건강하게 만들어 줍니다.

　성 마리아나 의과대학의 호시 케이코 조교수 팀은 피험자들에게 노래방에서 여러 곡의 노래를 부르게 한 다음, 노래를 부르기 전과 후의 킬러 세포의 활성 변화를 조사했습니다. 그 결과(도표⑥-노래방과 킬러 세포의 활성), 5명 가운데 3명은 노래방에서 노래를 부르고 난 후에 킬러 세포의 활성이 높아졌고, 나머지 2명은 반대로 킬러 세포의 활성이 저하되었습니다. 정반대의 결과가

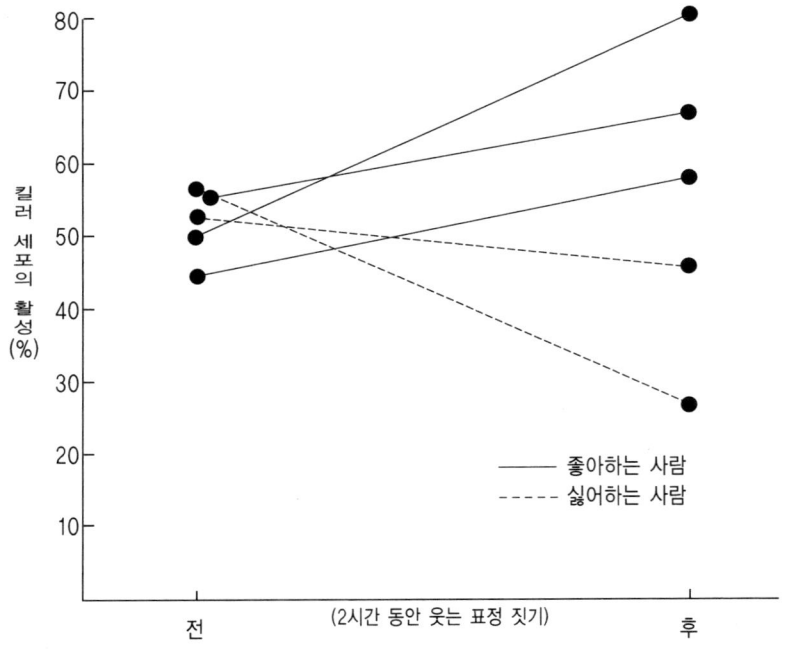

《도표 6》 노래방과 킬러 세포의 활성

나온 것처럼 보이지만, 사실은 킬러 세포의 활성이 상승한 3명은 노래방을 좋아하는 사람들이었고 활성이 떨어진 2명은 노래방을 싫어하는 사람들이었습니다.

즉, 노래방에서 노래를 부른다는 똑같은 행동을 하더라도 그 행위를 좋아하고 싫어함에 따라 전혀 다른 효과가 나타나는 것이었습니다. 노래방에서 신나게 노래를 부른 사람의 고조된 기분과 노래방을 싫어하는 사람의 침체된 기분이 그대로 킬러 세포에게 전달된 것입니다.

간단히 말해 자신에게 있어서 삶의 보람을 느끼게 해주는 일에 열중하면 킬러 세포도 건강해진다고 할 수 있습니다.

그럼 야구나 골프 등의 스포츠는 어떨까요? 스포츠에는 승패가 따릅니다. 동네 야구 경기라도 이겼을 때 마시는 맥주는 각별하게 느껴지지만, 지고 나서 마시는 맥주는 왠지 씁쓸합니다. 골프에서도 파를 잘 잡았을 때의 기분은 상당히 좋지만, 버디 찬스에서 쓰리 퍼팅했을 때의 기분은 최악입니다. 이런 경우에는 킬러 세포에게 어떤 영향을 주게 될까요?

교토 루이 파스퇴르 연구 센터와 공동으로 프로 야구 응원단의 킬러 세포가 시합 전후에 어떻게 변화하는지에 대해 조사해 본 적이 있습니다. 도쿄 돔에서 열린 쿄진(巨人)·히로시마(廣島) 전에서 양쪽 응원단으로부터 열렬한 팬임을 자청하는 20명의 협조를 얻어서 시합 전후의 혈액 채취를 통해 킬러 세포의 활성을 측정했습니다. 승리를 거둔 팀 응원단의 킬러 세포의 활성이 올라가고 진 팀은 실망한 나머지 킬러 세포도 기력을 잃었을 것으로 예상하고 있었습니다.

그날 밤 시합은 서로 점수를 주고받는 박빙의 게임으로, 결국은 히로시마의 역전승으로 끝났습니다. 손에 땀을 쥐게 하는 팽팽한 시합이었으므로 양 팀 응원단과 관객이 일체가 되어 마지막까지 열띤 응원을 계속했습니다. 시합이 끝난 후 양 팀 응원단에서 각각 10명의 혈액을 채취해서 킬러 세포의 활성을 조사해 보았습니다. 예상한 바로는 승리를 거둔 히로시마 팀 응원단의 킬러 세포 활성도가 높은 수치를 나타낼 것으로 기대했는데, 결과는 예상과 달리 패한 쿄진 팀 응원단과 이긴 히로시마 응원단이 모두 킬러 세포의 활성도가 높아진 것으로 나타났습니다.

끝까지 승패를 가늠할 수 없는 시합에 대한 흥미진진함도 있었겠지만, 시합의 승패보다도 좋아하는 응원에 필사적으로 열중한 행위가 기분을 고양시켜서 킬러 세포에 좋은 영향을 주었다고 할 수 있습니다. 만약 어느 한쪽이 일방적으로 앞서가는 시합이었다면 또 다른 결과가 나왔을 지도 모르지만, 어쨌든 팀을 사랑하는 응원단은 끝까지 포기하지 않고 응원에 열중했기 때문에 정도의 차이는 있다 해도 킬러 세포에 좋은 영향을 주었을 것입니다.

그리고 시마네(島根)의대 카메이 츠토무 교수 팀의 연구에 의하면 검도 시합 전후에 킬러 세포의 활성을 측정해 본 결과, 승패에 상관없이 시합 후에는 40~74퍼센트가 상승한 것으로 나타났습니다.

피험자는 대학 검도부 선수 5명(남자 3명, 여자 2명)이었습니다. 시합에 필요한 시간은 4~11분이고 대조 실험으로서 며칠 후, 각자 시합에 필요한 시간만큼 죽도를 휘두르면서 가벼운 조깅을 하게 한 뒤 킬러 세포의 활성을 다시 측정했습니다. 결과는 2명이 저하되었고 3명이 평균 9퍼센트 정도의 상승에 그쳤습니다. 검도 시합과 운동량을 똑같이 설정했음에도 불구하고 킬러 세포의 활성에 차이가 생긴 것에 대해 구 정면 교수는 '시합에 집중한 정신력' 때문일 것이라고 설명했습니다.

이와 같이 스포츠의 경우에는 승패보다도 좋아하는 운동에 열중하는 자세가 무엇보다 중요합니다. 특히 취미나 골프 같은 스포츠는 억지로 하지 말고 즐거운 마음으로 해야 합니다. 그리고 노래나 경기에 정신을 집중시키는 것이 킬러 세포의 활성을 높이는 지름길임을 명심하시기 바랍니다.

킬러 세포를 건강하게 만드는 생활

평상시의 생활 습관에 의해서도 킬러 세포의 활성에 차이가 나타난다고 합니다. 오사카 대학 의학부 모리모토 카네히사 교수를 중심으로 하는 연구팀은 30~60세까지의 남성 셀러리맨을 대상으로 다음과 같은 건강 습관(8개 항목)을 가진 사람과 그렇지 않은 사람에게서 킬러 세포의 활성이 어떤 차이를 보이는지에 대해 조사했습니다.

- 담배를 피우지 않는다
- 과도한 음주를 피한다
- 매일 아침 식사를 한다
- 매일 평균 7~8시간 잔다
- 매일 평균 9시간 이하의 노동을 한다
- 운동을 정기적으로 한다
- 영양 밸런스를 고려해서 식사를 한다
- 가능한 스트레스를 받지 않도록 노력한다

이상은 모두 성인병 예방과도 관련이 있는 건강 습관이며, 이 중에서 음주 습관을 제외한 7가지 건강 습관을 평소에도 유념하고 있는 사람들의 킬러 세포의 활성이 확실히 높게 나타났습니다. 이 가운데 킬러 세포의 활성에 큰 영향을 주는 것은 운동 습관, 자각적 스트레스 정도, 수면 시간, 흡연, 영양 밸런스 등의 5가지 건강 습관입니다.

단, 지나친 운동은 절대 금물이며, 이로 인한 육체적 피로에 의해 킬러 세포의 활성이 저하되는 경우도 보고되어 있습니다. 적당한 운동을 꾸준히 할 경우 킬러 세포의 활성은 일관성 있게 상승합니다(도표⑦-운동과 킬러 세포 활성). 운동을 끝낸 후의 킬러 세포의 활성은 일단 저하되지만, 시간이 경과됨에 따라 서서히 회복하여 원 상태로 돌아간다는 사실을 알 수 있습니다.

운동이 건강을 유지하는 데 있어서 얼마나 효과적인가를 보여주는 다음의 조사 결과가 있습니다. 버지니아 대학 에봇 박사가 61~81세의 중·고령자 700명을 대상으

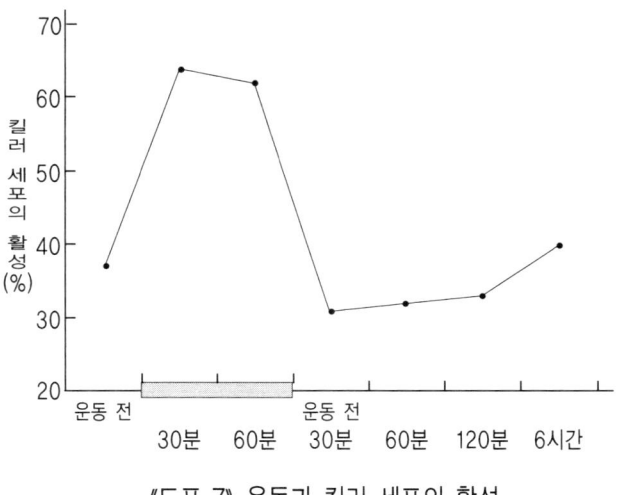

《도표 7》 운동과 킬러 세포의 활성

로 12년 동안 추적 조사한 결과, 매일 3킬로미터 이상 걷는 습관을 가진 사람은 그렇지 않은 사람에 비해 발암률과 사망률이 50퍼센트에 그친 것으로 밝혀졌습니다. 아마 걷는 행위가 킬러 세포를 강화시켜 암 및 심근 경색을 예방하여 건강하게 오래 살 수 있게 해 준 것 같습니다.

그런데 면역 기능은 보통 고령자로 갈수록 약해지는데, 그렇다면 과연 백 세를 넘은 장수 노인들은 어떨까요? 류큐 대학의 조사에 의하면 100~106세의 노인들은 킬러 세포 및 림프구의 작용이 활발한 것으로 나타났습니다. 킬러 세포를 강화시키면 건강하게 오래 살 수 있다는 의미가 되겠지요?

여기서 짚고 넘어가야 할 것은 바로 기호품과 킬러 세포의 관계입니다. 현재 세상은 혐연파(嫌煙派)와 애연파(愛煙派)로 나뉘어져 있고, 애연파는 궁지에 몰려 불리한 상황에 처해 있습니다. 킬러 세포는 과연 혐연파와 애연파 중 어느 쪽을 지지할까요?

오사카 대학 모리모토 카네히사 교수의 연구에 의하면 흡연자의 몸 속에 있는 킬러 세포는 담배를 피우지 않는 사람의 킬러 세포에 비해 훨씬 약해져 있는 상태였습니다. 그러나 흡연자도 담배를 끊은 후에는 킬러 세포의 작용이 정상 수준으로 회복된다는 사실을 알게 되었습니다. 역시 킬러 세포는 시대의 흐름에 발맞추는 혐연파였던 것입니다. 사랑스러운 킬러 세포를 강하고 튼튼하게 키워서 암 세포와의 싸움에서 이기고 싶은 사람은 담배를 끊는 것이 최선의 방법이라고 할 수 있겠습니다.

 담배 다음으로 문제가 되는 것은 역시 술이겠죠? 킬러 세포는 과연 애주가일까요, 아니면 그 반대일까요? 모리모토 카네히사 교수의 연구에 의하면 매일 맥주나 소주를 마시는 사람의 킬러 세포의 강도는 전혀 술을 마시지 않는 사람의 그것과 같다는 사실이 밝혀졌습니다. 술을 좋아하는 분들은 아마 안심하셨을 겁니다. 맥주 회사 및 주조업에 종사하는 분들에겐 더욱 기쁜 소식이겠지요?

 하지만 술에 의존해서 살아갈 정도로 심각한 상태라면 킬러 세포도 지나치게 약해지므로 술도 적당히 즐기는 것이 건강에 좋습니다.

 그렇다면 누구나 좋아하는 온천(입욕)은 킬러 세포도 좋아할까요? 예상대로 킬러 세포도 상당히 좋아하는 것 같습니다. 이번에도 역시 모리모토 카네히사 교수의 연구 결과입니다. 40℃ 정도의 따끈따끈한 물에 몸을 담그면 킬러 세포의 강도는 대부분의 경우 2시간만에 배로 증가합니다.

 그러면 온천(입욕)에 들어가서 아주 재미있는 이야기를 하면서 마음껏 웃으면 킬러 세포를 강하게 하는 최선의 방법이 되겠죠?

여성분들의 경우, 입욕 후에는 피부 손질을 하고 다음 날 아침에는 화장을 하는 것이 생활의 일부가 되어 있는 사람도 많을 겁니다.

70세 이상의 여성 고령자들 가운데는 더 이상 화장을 하지 않는 사람들이 많을 것입니다. 그런데 여성 고령자들의 화장이 건강에 좋다는 믿기 어려운 사실에 착안해서 화장을 치료에 도입하고 있는 병원이 있습니다.

도쿠시마현 나르토시 나르토 산상 병원에서는 수년 전부터 수십 명의 치매 환자들에게 '화장 요법'을 시도해 왔습니다. 간호사가 환자들에게 얼굴 마사지를 해주고 파운데이션을 발라 주는 등의 화장을 실시하고 있습니다.

화장 요법을 실시한 후의 조사 결과에 따르면, 화장 요법을 시작한 후 환자의 89퍼센트가 생기 있는 표정을 되찾았고 35퍼센트가 몸가짐에 신경을 쓰기 시작했으며 27퍼센트는 기저귀를 더 이상 사용하지 않게 되었다고 합니다. 화장을 함으로써 보통의 단조로운 입원 생활과는 다른 자극을 받게 되고, 예뻐졌다는 등의 칭찬을 들음으로써 느끼는 우월감이나 긴장감이 삶의 의욕을 불어넣어 주었던 것입니다. 결국 적극적인 생활 자세를 갖게 되는 심리적 효과를 얻게 된 것입니다.

교토의 루이 파스퇴르 의학 연구 센터 우노 카츠코 박사는 화장 요법의 신비한 효과에 주목하였고, 이 요법이 체내의 내추럴 킬러 세포에 미치는 영향을 조사하기 위해 다음과 같은 실험을 했습니다. 오사카 타이슈까이 병원에 뇌졸중, 심장 질환, 파킨슨씨병 등으로 입원해 있는 여성 고령자 23명(연령은 68~97세; 평균 83세)이 대상이 되었습니다. 매일 할 수 있는 범위 내에서, 그리고 한 달에 한번 전문가에게 스팀, 화장수, 유액 등으로 피부 관리를 받고 트윈 케이크와 립스틱 등의 색조 화장을 실시한 후, 화장 전후의 킬러 세포의 활성 변화를 조사했습니다.

그 결과 60퍼센트, 즉 14명의 킬러 세포의 활성이 상승한 것으로 나타났습니다. 그 뿐 아니라 내추럴 킬러 세포의 활성화에 중요한 역할을 담당하는 인터페론 생성 능력도 상승했다고 합니다. 면역력이 떨어지기 쉬운 고령자들로서, 게다가 사회 활동마저도 거의 할 수 없는 장기 입원 중의 사람들이었음에도 불구하고 화장 요법만으로 환자 대부분의 킬러 세포가 확실히 강해진다는 놀라운 사실이 다시 한번 입증되었습니다.

보통 입원 중인 환자들의 화장은 안색을 판별하기 어렵다는 이유로 환영받지 못하고 있습니다. 그러나 화장을 함으로써 마음이 밝아지고 킬러 세포도 건강해 진다는 정신신경 면역학적인 효과를 얻게 되었습니다. 증상이 다소 안정적인 환자의 경우에도 화장 요법을 적극적으로 이용하는 것이 좋지 않을까요?

미카와 켄이치 씨나 비쥬얼계 그룹의 멤버 같은 일부 사람들은 제외하더라도, 간단한 방법으로 킬러 세포를 건강하게 만들 수 있는 화장 요법을 평범한 보통 남성들에게 실시할 수 없다는 것은 참으로 유감스러운 일입니다.

절대 와욕(臥褥)과 킬러 세포

화장 요법에 관한 실험을 통해 삶의 의욕을 되찾으면 킬러 세포가 강해진다는 사실에 대한 또 하나의 증거가 입증되었습니다. 저는 위의 발상에서 힌트를 얻어 또 다른 실험을 해보았습니다.

신경 관련 증상에 탁월한 효과를 발휘하는 치료법 가운데 일본에서 개발된 모리타 요법이라는 심리 요법이 있습니다. 모리타 요법의 기본적인 프로그램에서는 처음 일주일 동안은 아무 일도 하지 않고 하루종일 누워서 편히 쉬게 하는 '절대 와욕'을 체험하게 합니다. 그리고 2

주째에는 실내에서 간단한 작업을 하고, 3주째에는 실외 작업에 들어가며, 4주째에는 육체 노동으로 활동 범위를 넓혀 갑니다.

이 요법을 체험한 사람은 절대 와욕의 따분함을 경험한 후에는 무슨 일이든 하고 싶다는 욕구가 강해지게 되어, 2주째부터 갑자기 열심히 작업에 몰두하게 됩니다. 그리고 대부분의 사람들은 4주째에 접어들면 삶에 대해 강한 의욕을 갖게 되는 효과가 나타납니다.

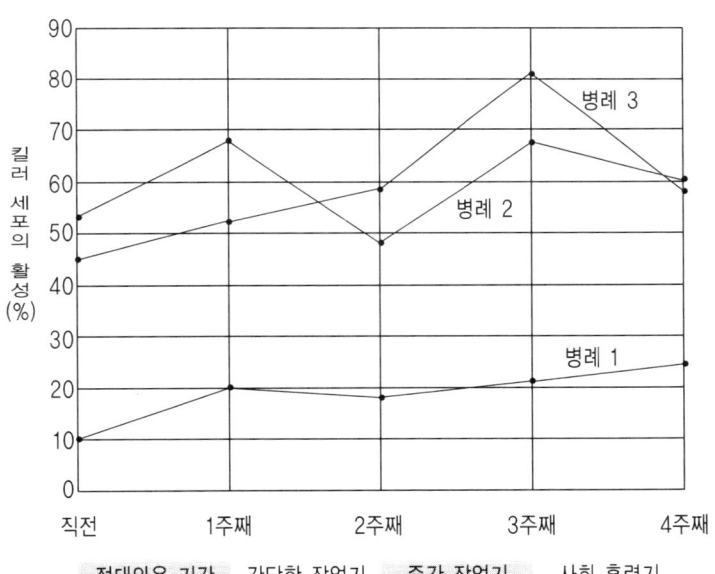

《도표 8》 입원 모리타 요법과 킬러 세포의 활성

이 프로그램을 체험한 3명에 대해서 일주일 간격으로 킬러 세포의 강도를 조사해 보았습니다. 그 결과 절대 와욕 요법을 끝낸 직후에는 3명 모두의 킬러 세포가 강해졌고, 4주째에는 처음보다 상승한 것으로 나타났습니다(도표⑧).

인간의 삶에 대한 의욕, 즉 기력이 킬러 세포의 기력과 직결되어 있다는 또 하나의 증거라 할 수 있겠습니다.

스트레스에 적극적인 대처가 좋은 결과를 가져온다

심한 스트레스로 인해 킬러 세포가 약해지는 경우는 지진 피해 사례를 통해 이미 말씀드렸습니다. 그런데 같은 스트레스라도 마음가짐이나 대처 행동에 의해 악영향을 최소한으로 줄임으로써, 오히려 킬러 세포에게도 좋은 자극을 줄 수 있다는 보고가 있습니다. 다음의 실험을 보시기 바랍니다.

교토대학 우치다 아츠시 교수는 사우나의 열기가 심리에 미치는 영향을 알아보기 위해 100℃의 사우나에 15분간 입욕한 전후의 킬러 세포의 활성 변화를 조사해 보았습니다.

결과는 아주 흥미로웠습니다. 사우나를 처음으로 체험한 사람과 경험자 사이에 전혀 반대의 결과가 나타났습니다. 처음으로 사우나를 경험한 사람은 킬러 세포의 활성이 평소보다 5분의 1~10분의 1까지 감소했음에도 불구하고 경험자의 킬러 세포는 활성이 4~10배 이상이나 증가한 것입니다.

즉 사우나의 열기가 첫 체험자에게는 심한 스트레스가 되었지만 경험자에게는 스트레스를 주기는커녕 오히려 상쾌함을 느끼게 해 주었다는 것을 시사하고 있습니다. 사우나의 열기가 몸의 피곤함을 풀어준다는 기분 좋은 감정이 쾌감 물질 엔돌핀 등을 분비하게 함으로써 그 정보가 킬러 세포까지 전달되어 활성을 상승시킨 것입니다. 결국 외부에서 '열기'라는 똑같은 자극을 받더라도 그것을 어떻게 받아들이는지에 따라 킬러 세포가 받는 영향은 180도 달라진다는 것입니다.

근래 우리는 소음 등에 시달리는 경우가 상당히 많아졌습니다. 주거 지역 근방을 달리는 기차나 고속도로의 소음에서 지하철 안의 휴대 전화의 소음까지 다양합니다.

불쾌한 벨 소음 스트레스에 오랫동안 시달리게 되면 킬러 세포가 약해진다고 하는데, 개인의 대처 방법에 따라 그 영향에 차이가 있다는 사실이 밝혀졌습니다.

미국 예일 대학의 시버 박사팀은 다음과 같은 실험을 했습니다. 2명을 각자 다른 작은 방에 들어가게 한 후 불쾌한 소음을 점점 크게 들려줍니다. 한 방에는 더 이상 견딜 수 없는 상황에 이르렀을 때 그 소음을 차단시키는 스위치가 부착되어 있고, 다른 한 방에는 스위치가 없지만 다른 방에 있는 사람이 스위치를 끄면 소음이 멈추게 되어 있습니다.

이런 방법으로 소음 스트레스 전후의 킬러 세포의 강도를 측정해 본 결과, 소음의 악영향은 두 사람 사이에 큰 차이를 보인다는 사실을 알게 되었습니다. 직접 스위치를 눌러서 소음을 차단할 수 있었던 사람의 킬러 세포에는 전혀 변화가 없었던 것에 비해, 다른 방에 있었던 사람은 활성이 절반 이하로 떨어져서 회복하기까지 3일이나 걸렸습니다. 같은 시간 스트레스를 받더라도 스스로 그 원인을 제거할 수 있는 경우에는 악영향을 최소한으로 줄일 수 있다는 사실을 증명해 주었습니다.

스트레스나 어려움에 직면했을 경우, 그것을 해결할 수 있는 구체적인 행동을 하는 것이 얼마나 중요한지를 보여주는 실험이라고 할 수 있습니다.

온천 쥐와 수영 쥐

흔히 '평소에 힘들여서 단련해 놓으면 자극을 받아 강해진다'고 하는데, 과연 킬러 세포에게도 해당하는 말일까요?

츠쿠바 대학의 덴진 카즈미 교수팀은 이런 실험을 했습니다. 우선 쥐를 온천팀과 수영팀으로 나눕니다. 온천팀 쥐는 주 5회 매일 30분씩 온천에 푹 담그게 하고, 수영팀 쥐는 흐르는 물 속에서 강제로 수영하게 했습니다.

3주간 계속 실시한 후 양팀에게 시클로스포린(주: Cyclosporine-장기 이식 시의 거절 반응을 억제하는 면역 억제제. '사이클로스포린A'라고도 함)을 투여하거나 단식과 추위를 경험하게 해서 킬러 세포가 어느 정도까지 견딜 수 있는지를 조사해 보았습니다.

그 결과 모든 실험에서 온천팀 쥐의 킬러 세포가 급격히 약해진 것에 비해 수영팀 쥐는 30퍼센트 이상이나 강해진 것으로 나타났습니다.

늘 안락한 생활 속에서만 지내다가 유사시에 일을 처리하려 하면 무리가 따르기 마련입니다. 평소에 단련해 두어야 킬러 세포도 스트레스에 강해진다고 할 수 있습니다.

여성에겐 수술의 길일과 흉일이 있다

한마디로 스트레스에도 여러 종류가 있습니다. 우리는 사회나 학교에서 여러 가지 형태로 스트레스에 시달리고 있습니다. 모든 스트레스를 일일이 없애는 것도 불가능할 뿐더러, 오히려 적당한 스트레스는 건강한 생활을 하는 데 필요하기도 합니다.

단, 지나친 스트레스는 체내 질서를 어지럽히며, 여러 가지 질병을 유발시키는 원인이 됩니다. 무엇보다 필요 이상의 스트레스를 쌓아 두지 않도록 해야 하며, 또한 스트레스에 능숙하게 대처하는 것이 중요합니다.

아무리 강조해도 의외로 지나치게 되는 것이 수술에 의한 스트레스입니다. 특히 암 환자들은 수술에 대한 스트레스 때문에 면역 기능이 떨어지게 되며, 수술 후의 감염이나 암의 전이가 일어나기 쉬운 상태에 이르게 됩니다. 미국 텍사스 대학의 폴록 박사는 위암 등 85가지 병례의 수술 전후의 킬러 세포 활성을 측정해 본 결과, 대부분의 병례에서 수술 후의 킬러 세포 활성이 확실히 저하된 것으로 보고하고 있습니다.

수술이니까 어쩔 수 없다면서 포기하지 말고 수술에 대한 스트레스에도 현명하게 대처해서 킬러 세포의 활성이 가능한 한 떨어지지 않도록 대책을 강구할 필요가 있습니다. 왜냐하면 암 수술에서는 암 세포가 퍼져 있는 부위를 자극하기만 해도 혈관 속으로 암 세포가 밀려들어오는 경우가 있습니다. 이 암 세포가 혈류를 타고 다른 부위로 운반되어 증식을 하면 전이 암으로 발전하게 되므로 이런 사태를 방지하기 위해서도 킬러 세포를 늘 격려해 주어야만 합니다.

위와 같은 사실을 배려해서 유방암 수술은 킬러 세포가 건강한 날에 해야 한다는 견해가 있습니다. 미국 미네소타 대학의 윌리암 박사 연구팀은 여성의 생리 주기가 유방암 수술 후의 치료 성과에 영향을 미친다는 사실을 동물 실험을 통해 증명했습니다.

유방암 세포를 이식한 쥐의 외과 치유율이 가장 높은 시기가 자궁 주기의 황체기였다는 사실에서 킬러 세포의 활성과의 관계를 조사해 보았습니다. 그 결과, 킬러 세포의 활성이 가장 높았던 시기도 역시 같은 황체기였다는 사실이 밝혀졌습니다.

킬러 세포의 활성이 높은 시기는 여성의 경우 생리 주기의 중간 10일 정도에 해당합니다.

이런 이유로 미국에서는 유방암 수술은 킬러 세포의 활성이 높은 시기를 잘 선택해서 실시하는 것이 좋다는 목소리가 높아지고 있습니다. 그러나 이것은 유방암 뿐 아니라 여성(폐경 전)에게 발생하는 모든 종류의 암에 적용된다고 할 수 있겠습니다.

현재 우리 나라에서는 아직 킬러 세포의 활성이 높고 낮음에 상관없이 외과 의사나 수술실의 상황에 맞춰서 수술 날짜를 정하고 있는 실정입니다. 그러나 여성의 경우 수술하기에 좋은 날과 나쁜 날, 즉 길일과 흉일이 있다는 것을 수술을 받는 본인 스스로가 알고 있는 것이 중요합니다. 이 사실을 염두에 두고 수술 날짜를 정해야 하며, 이는 또한 수술 후의 경과에도 지대한 영향을 끼치게 됩니다. 결혼식의 길일, 흉일보다도 훨씬 중요하다고 생각하지 않으십니까?

한때 30대 여성분이 곧 수술을 받을 예정이라며 상담을 요청해 왔습니다. 그래서 저는 이렇게 설명해 드렸습니다.

"황체기에 수술을 받으세요. 재발률도 확실히 줄어듭니다."

그녀는 주치의에게 이러한 의사를 전달한 후, 다음 생리 전 10일간에 해당하는 시기에 수술을 받기로 하는데 성공했다고 합니다.

그럼 여기서 킬러 세포를 강하게 하는 의학적 방법에 관한 새로운 화제를 소개하고자 합니다.

환상의 면역 요법

 기존의 암 치료법은 수술, 화학 요법(항암제 등), 방사선 요법 및 온열 요법 등의 물리적 요법이 중심을 이루었지만, 최근에는 킬러 세포와 같은 림프구를 이용한 암 치료가 시도되어지고 있습니다. '양자(養子) 면역 요법'이라는 치료법으로서, 환자의 몸 속에서 추출한 림프구를 시험관 속에서 증식 활성화시킨 후에 다시 환자의 몸 속에 환원한다는 의미에서 이런 이름을 얻게 되었습니다. 미국 국립 암 센터의 로젠버그 박사가 개발한 LAK 요법이 양자 면역 요법의 모태가 되었다고 할 수 있습니다. 그 후 교토 대학의 우치다 아츠시 교수가 한층 발전되고 더욱 효과적인 ATK 요법을 개발했습니다.

 LAK(Lymphokine Activated Killer) 요법은 암 환자에게서 림프구를 대량으로 추출한 후, 여기에 사이카토인의 일종인 인터루킨2를 첨가해서 며칠간 배양합니다. 그 결과 강력한 암 세포 살상능력을 가진 킬러 세포가 탄생하게 되면 다시 몸 속에 환원시킴으로써 암과 싸우게 한다는 것입니다.

 ATK 요법의 ATK란, 자신의(Autologous) 암 세포(Tumor)를 살상한다(Killing)는 의미입니다. LAK 요법과 마찬가지로 암 환자로부터 림프구를 채취해서 림프구의 암 세포 살상능력을 증강시킨 후에 몸 속에 다시 집어넣습니다. LAK 요법과 다른 점은 림프구의 암 세포 살상능력을 높이는 방법으로서 사이토카인을 비롯한 한방약 등 약 20종류의 약제를 사용한다는 것입니다. 림프구의 암 세포 살상능력을 높이는 약제는 개인에 따라 다르며, 몇 종류의 약제로 테스트를 실시한 후에 가장 어울리는 약제 및 혼합물을 찾아서 ATK 요법을 실시하게 됩니다.

몇 년 전, 'NHK 스페셜'이라는 TV 프로그램을 통해 우치다 선생님의 연구가 소개되었고, 그 놀라운 효과에 주목하게 된 저는 많은 기대를 했었습니다. 그러나 유감스럽게도 얼마 후, 우치다 선생님의 갑작스런 죽음으로 ATK 요법이 단지 '환상의 면역 요법'으로 남게 되는 줄 알았습니다.

그런데 최근, 제가 근무하는 병원이 있는 쿠라시키시에서 차로 한 시간 걸리는 추야마시에 추야마 면역 분석 연구센터라는 연구소가 오픈했다는 소식을 듣게 되었습니다.

ATK 요법의 원리를 이용한 면역 요법을 실시하는 이 연구소는 카와시마 켄 씨에 의해 설립되었습니다. 그의 부인이 진행성 위암에 걸려 투병 중이던 당시 우치다 선생님의 치료를 받은 결과, 5년 후인 현재에는 건강을 완전히 회복하게 되었습니다. 그래서 어떻게든 이 요법을 사회에 널리 알려야겠다는 생각이 들어 이 연구소를 열게 되었다고 합니다.

다행히 제가 근무하는 병원도 면역 분석 연구센터와의 공동 연구를 시작하게 되어 저의 병원에서도 희망하는 사람에게는 ATK 요법을 응용한 치료를 실시하게 되었습니다. 이 치료법을 응용한 요법에는 다음의 두 종류가 있습니다.

하나는 '우치다식 양자 면역 요법'입니다. 우선 암 환자의 림프구를 추출해서 가장 적합한 면역 활성 물질과 혼합 배양시킵니다. 암 파괴 능력이 최대한으로 강해진 킬러 세포를 5~6회로 나누어 본인에게 주입시킵니다. 진행암 환자에게는 이 방법이 유효하다고 할 수 있습니다.

또 하나는 역시 환자 본인에게서 추출한 림프구를 7가지 면역 활성 물질 및 한방약과 각각 혼합 배양시킴으로써 킬러 세포의 활성을 최대한으로 강화시키는 물질을 찾아내는 방법입니다. 그 결과에 근거해서 가장 적합한 한방약을 복용하거나 면역활성물질을 투여해서 치유 효과를 높이는 것입니다. 이 방법은 수술 후의 재발을 예방하는 등의 암의 진행 정도가 비교적 가벼운 경우에 적합한 치료법입니다.

그리고 이 방법은 건강한 사람의 암 예방에도 응용할 수 있습니다. 1년에 한 번씩 이 검사를 통해 자신에게 가장 알맞은 한방약을 평소에 복용함으로써 킬러 세포를 건강하게 만들 수 있기 때문입니다.

인터페론에 의한 단기간의 양자 면역 요법

루이 파스퇴르는 19세기에 여러 전염병의 치료법을 연구해서 인류에 지대한 공헌을 한 세균학자입니다. 어린 시절부터 파스퇴르를 동경하여 의학 공부에 뜻을 두었던 키시다 코타로 박사는 교토 부립의대 교수를 거쳐 교토에 루이 파스퇴르 의학 연구센터를 설립했습니다.

이 연구소에서는 인터페론과 암 치료에 대한 연구가 이루어지고 있으며, 최근에는 정신활동과 면역력의 연구 등에도 열중하고 있습니다. 저도 객원 연구원의 자격으로 한 달에 한 번 방문해서 삶의 보람 요법에 대한 강연회 및 진료를 실시하고 있습니다.

루이 파스퇴르 의학 연구센터와 교토 적십자 혈액센터가 공동으로 연구하고 있는 것 가운데 IFNANK 요법(인터페론 α 활성화 내추럴 킬러 세포 환원 요법)이 있습니다. 이것은 성분 헌혈 시에 사용되는 혈액의 체외 순환장치로 환자의 혈액을 체외 환원시키는 도중에 킬러 세포와 인터페론을 접촉시킴으로써 그 힘을 증대시켜 몸에 다시 주입하는 방법입니다.

인터페론은 킬러 세포를 비롯한 면역 세포를 단기간에 활성화시키는 작용을 합니다. 인터페론을 이용해서 림프구를 활성화시키는 방법은 장기간 배양시킨 림프구가 변질될 우려도 없고 부작용도 거의 없다고 합니다.

41명의 말기 암 환자와 수술로 암을 제거한 13명을 대상으로 임상 치료를 실시해 보았습니다. 이 요법을 실시한 말기 암 환자의 70퍼센트가 6개월 이상 생존했으며, 단 한 명이 수술 후에 재발한 것으로 나타났습니다. 장기적인 평가는 좀 더 시간이 필요하겠지만, IFNANK 요법은 부작용이 적고 수명 연장 효과를 기대할 수 있는 새로운 치료법으로 평가되고 있습니다.

고남 박사가 증명한 킬러 세포 강화 물질

UCLA의 이비인후학과 교수 만도 고남 박사는 킬러 세포와 면역 기구 조직을 실험으로 밝혀낸 임상 면역학의 일인자입니다. 고남 박사가 오랜 기간 연구해 온 주제 중의 하나가 면역 기능을 강화시키는 식물 및 버섯 종류에 대한 것입니다. 박사가 가장 주목하고 있는 것은 1965년경 미국에서 항암 작용이 있다고 보도된 바 있는 아가리쿠스 버섯(주: Agaricos- 서양 송이버섯)입니다.

박사는 우선 아가리쿠스 버섯과 킬러 세포의 관계에 대해 조사했습니다. 아가리쿠스 버섯 달인 액을 20일 동안 피하 조직에 주사한 쥐와 그렇지 않은 쥐를 비교해 보았더니 피하 조직에 주사한 쥐가 그렇지 않은 쥐에 비해 킬러 세포가 3배 가까이 증가했다고 합니다.

또한 일정 시간 동안 암 세포를 어느 정도 죽일 수 있는지에 대한 킬러 세포의 파괴 능력도 비교 실험해 보았습니다. 그러자 아가리쿠스 버섯의 달인 액을 피하 조직에 투여하지 않은 쥐는 암 세포 전체의 극히 일부인 1.5퍼센트만 죽은 것에 비해, 아가리쿠스 버섯의 달인 액을 투여한 쥐는 암 세포의 57퍼센트가 죽은 것으로 나타났습니다. 아가리쿠스 버섯의 달인 액을 투여함으로써 킬러 세포의 파괴 능력이 40배나 강화되는 결과를 얻을 수 있었습니다.

그 후 아가리쿠스 버섯은 미국의 레이건 전대통령의 피부암 치료에 사용되어 뛰어난 효력을 발휘함으로써 전 세계에 그 이름이 알려지게 되었습니다. 일본에서도 암 전문가들이 주목하기 시작했고, 현재 아가리쿠스 버섯을 이용한 연구에 착수하고 있는 상황입니다.

그런데 한 가지 문제가 있었습니다. 아카리쿠스 버섯의 원산지는 브라질로서 기후 풍토가 다른 우리 나라에서의 인공 재배가 어려운 관계로 입수하기가 좀처럼 쉽지 않았습니다. 그러나 이 문제도 10여년의 노력과 최근의 바이오 기술에 의해 해결되어, 현재는 인공 재배가 가능하게 되었습니다.

웃음으로 암을 치료할 수 있다

웃음에는 병을 낫게 하는 힘이 있다 …115
심리 요법으로 수술 후의 재발률을 반으로 …121
웃음은 류마티스에도 효과적이다 …123
유머 스피치를 고안하다 …127
유머 스피치 ; 웃음이 갖는 힘 …133
암을 물리치는 만담가 미나미 켄지 씨의 웃음의 힘 …136
웃음은 전염된다 …142

웃음에는 병을 낫게 하는 힘이 있다

　10여년 전, 제가 암 예방과 치료에 웃음을 활용해보려고 연구를 시작했을 무렵, 아마 동료 의사들은 저를 이상한 사람으로 생각했을 겁니다. 그러나 그 후, 전세계적으로 이루어진 다양한 연구를 통해서도 웃음이 암을 비롯한 각종 질병의 진행을 저지할 가능성을 갖고 있다는 사실이 밝혀지게 되었습니다.

　현재는 우리 나라에서도 '웃음에는 병을 치유하는 힘이 있다'는 사실이 상식으로 받아들여지고 있다는 느낌마저 듭니다.

　구미에서는 실제로 웃음이 갖는 의료적 효과에 눈을 돌려 임상 현장에 웃음을 도입하는 '유머 테라피 Humour Therapy'를 실시하고 있는 병원이 증가하고 있습니다.

　미국 노스캐롤라이나주 듀크 대학 종합 암 센터에는 웃음을 자아내는 재미있는 작은 물건들이 가득 담긴 '웃음 수레'가 준비되어 있습니다. 자원봉사자들이 이 웃음 수레를 병실까지 운반해 와서 입원 중인 사람들과 함께 웃음으로써 즐거운 시간을 보내게 하려는 시도가 이루어지고 있습니다.

메릴랜드 대학 의료센터에는 소아암 병동에서 일하는 유머 테라피스트가 의자에서 미끄러져 엉덩방아를 찧거나, 화학 요법의 부작용으로 머리카락이 빠진 아이들의 머리에 낙서를 하기도 하고, 채혈 중인 간호사의 귀에서 실을 뽑아 내는 요술을 보여주기도 하는 등의 웃음 요법을 실천하고 있습니다.

캐나다와 영국에서도 유쾌한 비디오나 책이 전시된 코미디 숍을 병원 안에 개설하거나 병실 TV에 코미디 전용 채널을 만드는 등, 이미 수백 개의 병원이 '유머 테라피'를 도입하고 있습니다.

저도 전부터 연구 교류를 해 온 뉴욕 슬론 케터링 암 센터를 방문했을 때 이런 경험을 한 적이 있습니다.

소아암과 투병중인 어린이들이 입원해 있는 병동을 견학했을 때였습니다. 갑자기 피에로로 변장한 남녀 2명이 나타나서 침대에서 항암제를 맞고 있는 어린이들 사이를 돌아다니면서 춤을 추거나 농담을 하는 것이었습니다. 아이들은 웃기도 하고 큰 소리로 야유도 하면서 아주 즐거운 듯이 주사를 맞고 있었습니다. 어린이들도 이렇게 맘껏 웃음으로써 항암제의 부작용을 좀 더 쉽게 견디어 낼 수 있게 되고, 실제로 킬러 세포에 의한 치유력도 증대되었을 것입니다.

　이 피에로들은 뉴욕의 유명한 '애플 서커스' 소속 단원으로서 여가시간을 이용해서 정기적으로 암 센터를 방문해 자원봉사를 하고 있었습니다. 세계 최고의 평가를 받고 있는 슬론 케터링 암 센터에서도 웃음을 암 치료에 도입하고 있다는 사실을 알게 된 저는 놀라지 않을 수 없었으며, 또한 큰 힘을 얻을 수 있게 되었습니다.

　이처럼 구미에서 웃음의 의료 효과가 주목을 받을 수 있게 된 것은 미국의 저널리스트, 노먼 커즌즈의 지대한 공헌에 힘입은 결과입니다. 커즌즈(1915년 미국 뉴저지주 출생)는 종합 평가지 「Saturday Reviews」의 편집장을 역임했고, 전후에는 케네디 대통령의 특사로 활약했으며, 또한 구 소련의 후루시초프 수상과의 파이프 역으로도 명성을 날렸습니다. 또한 히로시마·나가사키에서 피폭으로 부상을 입은 젊은 여성들이 미국에서 성형 수술을 받을 수 있도록 1953년부터 4년간 바쁘게 뛰어다닌 결과, 25명의 피폭 여성들이 미국에 가서 수술을 받을 수 있었습니다. 이런 이유에서 '피폭 여성의 아버지'로도 불린 위대한 인물입니다.

　50세의 커즌즈가 구 소련 여행을 마치고 귀국한 후, 갑자기 병에 걸려 쓰러지고 말았습니다. 처음에는 열이 좀 있고 전신이 욱신거리는 듯한 불쾌감을 느끼는 정도였는데 갑자기 악화되어 일주일 후에는 팔과 손, 목조차도 제대로 움직일 수 없게 되었습니다.

　병원에서 혈액 검사를 받은 결과, 류마티스 등의 교원병의 지표가 되는 혈침(적혈구 침강 속도) 수치가 80(㎜/시간)을 넘는 심각한 상태였습니다. 혈침의 정상치는 14 이하로, 50을 넘으면 만성 관절 류마티스 등의 교원병을 의심해 보아야 합니다. 커즌즈가 일주일 후에 입원했을 때는 상태가 더욱 악화되어 있었고 혈침의 수치는 115였습니다. 정밀 검사 결과, 중증 교원병의 일종인 강직성 척추염이라는 진단을 받게 되었습니다.

　20년지기 친구인 주치의 히취그 박사는 전문의로부터 들은 커즌즈의 상태를 숨김없이 말해 주었습니다.

　"강직성 척추염이라는 병은 회복 가능성이 5백 명의 한 명이라는 난치병이네. 게다가 자네 같은 증상에서 회복한 사람은 지금까지 전례가 없다고 들었네."

　이런 말을 듣고 절망하지 않는 환자는 없을 것입니다. 커즌즈도 예외 없이 실의에 빠지고 말았습니다. 그러나 그는 곧 기운을 되찾고 이렇게 생각했습니다.

　'이미 병에 걸린 것에 대해 지금 후회해 봤자 아무 소용없다. 이렇게 된 이상 스스로 무엇이든 하지 않으면 안 된다. 5백 명의 한 명이 되려면 이렇게 수동적인 자세로 있어서 되겠는가?'

그리고 스트레스 학자인 한스 세리에의 명저 『생명과 스트레스』에서 읽은 한 부분이 생각났다고 합니다. 바로 '부정적인 감정이 인체에 부정적인 영향을 미친다'라는 한 구절이었습니다. 그렇다면 긍정적인 감정을 가지면 인체에도 긍정적인 효과를 가져다주지 않을까? 여기까지 생각이 미친 그는 약과 통증에 대해 히취그 박사와 충분히 상담하면서 적극적이고 긍정적인 마음으로 치료를 받아야겠다고 결심했습니다.

그가 치료 방법의 하나로 활용한 것은 '웃음'이었습니다. 왜냐하면 웃음으로써 적극적이고 긍정적인 감정이 생겨나게 되고, 따라서 긍정적인 마음 상태를 유지할 수 있을 것이라고 생각했기 때문입니다.

커즌즈는 병실에 영사기를 들여와서 맑스 형제의 코미디와 '몰래 카메라' 등의 TV 프로그램을 즐겨 보았습니다. 지금이라면 비디오로 좀 더 간편하게 즐길 수 있었겠죠? 효과는 즉시 나타났습니다. 커즌즈는 그의 투병기에서 이렇게 고백하고 있습니다.

'감사하게도 10분간 배를 움켜쥐고 웃으면 적어도 2시간은 통증을 못 느끼고 잠을 잘 수 있었다. 웃음이 주는 진통(鎭痛) 효과가 점점 약해지면 다시 영사기를 틀었고, 덕분에 또 다시 한동안 통증을 잊게 되는 경우가 많았다.'

혈침의 수치도 웃음에 의해 개선되어 갔습니다. 동시에 비타민 C를 대량 투여(하루 10~20g의 비타민 C를 정맥에 주사)하는 시도도 감행했습니다.

'치료를 시작한 지 8일째 되는 날에는 엄지손가락을 움직여도 통증이 느껴지지 않게 되었다. 혈침의 수치도 80대 선으로 낮아지더니 계속해서 점점 떨어지고 있다. 완쾌될 거라는 확신이 내 마음 속에서 용솟음쳐 올랐다.'

수년에 걸친 투병 끝에 그는 결국, '5백 분의 1의 기적적 생환'을 이루어 내고야 말았습니다.

1956년 커즌즈의 투병기가 의학 전문지 「New England Journal of Medicine」에 실리게 되었고, 곧 전세계에 큰 반향을 불러 일으켰습니다. 그리고 커즌즈는 이 기사를 계기로 UCLA의 의학부 교수진의 초청을 받게 되었습니다. 그는 자신의 체험을 통해 얻은 확신을 실현시키기 위해 UCLA의 정신과 교수 포지 박사와 함께 '챌린저회'라는 프로젝트를 구성해서 정신신경 면역학의 연구에 몰두하게 되었습니다.

심리 요법으로 수술 후의 재발률을 반으로

　1987년 초, 커즌즈가 꿈꾸어 온 프로젝트가 포지 박사 팀의 손에 의해 첫발을 내딛게 되었습니다. 멜라노마(주: Melanoma-악성 흑색 종양, 멜라닌 세포가 암으로 발전하여 생기는 피부암) 수술을 받은 환자 80명을 두 그룹으로 나누어, 한 그룹은 기존의 치료를 계속 받게 하고 또 다른 그룹에는 치료 이외에 매주 1시간 반씩 6주간에 걸쳐 심리 요법을 실시했습니다. 멜라노마는 악성도가 높아서 수술을 해도 간으로 전이되는 등, 다른 장기로의 전이율이 높은 것으로 알려져 있습니다. 이처럼 악명 높은 멜라노마에 대해 과연 심리 요법이 효과를 발휘할 수 있을 것인지, 과학적으로 그 실체를 밝혀내기 위한 첫 번째 시도였습니다.

　프로젝트 하에 실시된 심리 요법 강연회에서는 심신을 편안하게 만드는 훈련을 시작으로 일주일 동안 가장 좋다고 느꼈던 것에 대해 발표를 하기도 하고, 진행자가 참가자들을 웃기기 위해 농담을 하기도 했습니다. 심리 요법은 스트레스에 대응하는 방법을 몸에 익히고 문제 해결 등 여러 상황에 대처하는 기술을 연마해서 적극적이고 긍정적인 감정을 계속 유지할 수 있도록 고안되었습니다.

6주 후 두 그룹을 비교해 보았더니, 심리 요법을 받은 그룹(심리 요법군)은 그렇지 않은 그룹(대조군)에 비해 우울증 등의 상태가 가볍고 비교적 건강했으며 적극적인 대처 방법에 잘 훈련되어 있었습니다. 6개월 후에 실시한 조사에서도 같은 경향을 보였습니다.

혈액 검사 결과에서도 심리 요법군의 림프구와 킬러 세포의 비율이 증가한 데다 킬러 세포의 활성도 확실하게 상승한 것으로 나타났습니다(도표⑨-심리 요법에 의한 킬러 세포 활성의 변화).

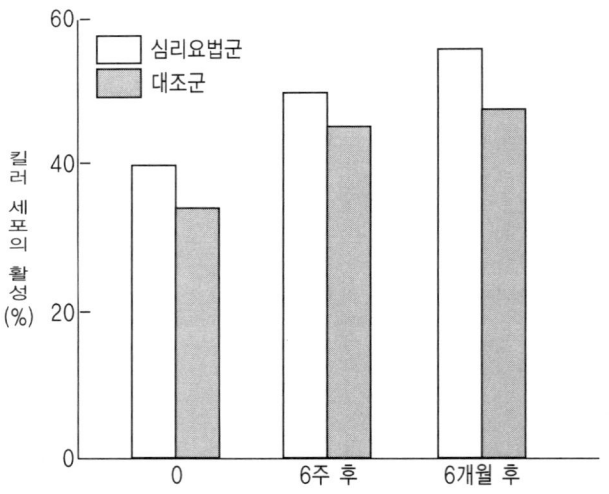

《도표 9》 심리 요법에 의한 킬러 세포 활성의 변화

그리고 재발률과 사망률을 1년 단위로 조사해서 경과를 추적해 보았습니다. 실험 개시일로 부터 6년 후, 몇몇 원인으로 조사할 수 없게 된 12명을 제외한 60명에 대해 재발률과 생존률을 비교·검토해 보았습니다. 재발한 사람은 심리 요법군이 7명, 대조군이 13명이었고, 사망은 심리 요법군이 3명, 대조군이 10명으로 밝혀졌습니다. 즉 심리 요법군은 재발률이 대조군의 약 2분의 1, 사망률이 3분의 1이하라는 놀라운 결과를 얻을 수 있었습니다.

커즌즈가 만약 이 데이터를 보게 되었다면 얼마나 기뻐했을까요? 커즌즈는 최종 데이터가 나오기 몇 년 전인 1990년 1월말에 심부전증으로 사망했습니다. 그의 나이 75세였습니다. 커즌즈는 꿈을 다 이루지 못하고 아쉽게 이 세상을 떠났지만, 그가 뿌린 정신신경 면역학이라는 새 학문의 씨앗은 현재 그 꽃잎을 활짝 피우려 하고 있습니다.

웃음은 류마티스에도 효과적이다

'웃음 요법의 아버지'라고도 불리는 노먼 커즌즈와 포지 박사의 공적으로 구미에서는 현재 웃음 요법이 대중

화되고 있는 상황입니다.

그에 비해 일본의 의료 현장에서 웃음 요법이 활용되는 곳은 아직 많지 않지만, 웃음 요법에 대한 평가는 월등히 좋아지고 있습니다.

류마티스 치료로 유명한 일본의대 부속 제1병원 류마티스과의 요시노 신이치 교수는 만담을 치료의 일환으로 도입하여 다음과 같은 실험을 했습니다. 중증의 만성 관절 류마티스를 앓고 있는 환자들과 건강한 사람들 각각 26명의 협조를 구해서 만담가 하야시야 모쿠죠 선생님을 모시고 한 시간 동안의 열연으로 마음껏 웃는 시간을 가졌습니다. 그리고 만담을 듣기 전과 들은 후의 증상과 류마티스의 지표가 되는 혈액 검사의 변화를 조사해 보았습니다.

그 결과, 우선 가장 두드러진 효과를 보인 것이 통증의 경감이었습니다. 26명 가운데 20명의 환자들이 만담을 듣고 웃은 후에 통증이 대폭적으로 완화되었다고 대답했습니다. 또한 환자들의 70퍼센트가 만담을 듣고 나서 한 달 정도 몸 상태가 호조를 보였다고 대답하고 있습니다.

류마티스의 지표가 되는 인터루킨6의 수치도 놀라울 정도로 개선되어 갔습니다. 건강한 사람들의 경우에는 1㎖당 2~3pkg으로 만담을 듣기 전과 듣고 난 후에 아무런 변화가 없었지만, 류마티스 환자들은 26명 중 22명이 감소를 보였습니다. 그러나 이 가운데 40pkg의 환자가 10pkg까지 내려가는 등 정상으로 돌아간 경우도 있었습니다.

만성 관절 류마티스는 격심한 통증과 함께 관절이 파괴되어 가는 원인 불명의 질병입니다. 현재까지도 결정적인 치료법이 없으며, 약으로 통증과 염증의 진행을 억제할 수밖에 없는 실정입니다. 요시노 신이치 교수 자신도 웃는 것만으로 통증이 사라지고 면역의 밸런스가 거의 정상적인 상태로까지 회복된다는 사실에 새삼 놀랐다고 학회 발표를 통해 보고하고 있습니다.

아토피성 피부염 환자 지원 단체인 '아토피 협회'에서도 웃음을 건강 요법으로 이용하기 위해 노력하고 있습니다. 증상이 심해서 집안에만 틀어 박혀 지내기 쉬운 환자들에게 외출할 기회를 만들어 줌으로써 실컷 웃을 수 있는 장을 마련하기 위해, 만담이나 재담 등의 연회 감상회를 개최하여 좋은 반응을 얻고 있습니다.

오사카에는 난치병 치료를 받고 있는 사람들의 모임인 '난치병 단체 연합회'가 있습니다. 이들은 웃음이 병을 치료하는 힘이 있다는 사실에 착안하여 요시모토 흥업의 만담가를 초청해서 '웃음과 건강'을 주제로 심포지엄을 개최한 적도 있습니다.

원래 웃음에는 킬러 세포의 활성을 높이는 작용만 있

는 것이 아니라 여러 가지 생리학적 효과도 있는 것으로 알려져 있습니다. 스탠퍼드 대학 윌리엄 프라이 교수는 웃음은 맥박과 호흡수를 상승시키는 일종의 체조와 같은 역할을 한다고 지적하고 있습니다. 웃음을 통해 심근의 운동과 호흡이 활발해지며 순환기능이 개선됨으로써 몸의 구석구석까지 충분한 양의 산소가 운반되는 것입니다. 20초 동안만 웃어도 심장 박동이 빨라진 상태가 3~5분간 지속되면 운동을 한 것과 똑같은 효과를 가져오게 됩니다.

그리고 폭소는 복식 호흡의 변형된 형태의 일종으로 볼 수 있으며, 호흡 생리학적 면에서도 건강에 좋다고 합니다. 복식 호흡은 흉식 호흡에 비해 호흡량이 4배나 되며 횡격막을 아래 위로 크게 움직이게 함으로써 내장의 혈행을 좋게 하여 효능을 높여 줍니다. 많이 웃으면 얼굴과 위(胃)의 근육이 자주 움직이게 되고, 그밖에 사용되지 않는 근육은 이완되어 긴장이 풀리게 됩니다. 그러고 보면 웃음은 내장의 조깅과 같은 역할을 하는 것 같습니다.

웃음으로서 킬러 세포의 활성도가 높아지는 것은 물론 생리학적 효과도 상승되며, 또한 정신적으로도 긍정적인 심리 상태와 삶에 대한 의욕이 생겨나게 되며, 적극성을 띠게 됩니다. 이러한 웃음의 파워가 이용되지 않는 곳은 없습니다.

유머 스피치를 고안하다

그러면 실제적인 병원 치료 현장에서 웃음을 어떻게 활용하고 있는지 실례를 들어 설명해드리겠습니다.

우선, 웃음의 활용 방법으로서 실천되고 있는 것 가운데 유머 스피치라는 것이 있습니다. 유머 스피치란 우리 주변에서 일어나는 사건을 듣는 사람이 즐겁게 웃을 수 있도록 짧게 정리한 것으로, 일주일에 한 가지 이야기를 목표로 노트에 계속 정리해 나갑니다. 그리고 발표할 기회가 생기면 가족이나 친구들에게 이야기해서 함께 웃기도 하고 삶의 요법 학습회에서 발표하기도 합니다.

유머 스피치를 작성하기 위해서는 매일 자신의 주변에서 일어나는 재미있는 소재 거리에 주의를 기울였다가 수첩에 메모해 둘 필요가 있습니다. 그리고 이야기는 '기·승·전·결'의 구성으로 정리하는 것이 비결입니다. 때에 따라서는 과장하기도 하고 어느 정도의 창작도 가미해서 가능한 한 회화체를 많이 사용하는 것이 좋습니다. 그리고 이야기를 매듭짓는 부분에서는 이야기의

'끝(만담에서 사람들을 웃기고 나서 이야기를 매듭짓는 부분)'을 어떻게 처리할 것인지에 대해 진지하게 연구하다 보면 뭉클한 감동을 전달해 주는 이야기가 탄생하게 됩니다.

실제 예로서 A씨(53세·여성)의 유머 스피치를 소개하겠습니다. A씨는 10년 전 첫 유방암 수술을 받은 후, 최근 두 번째 재발과 함께 투병 중에 있습니다.

● **쭈글쭈글해진 귤**

얼마 전 고교시절 친하게 지냈던 친구들 9명이 모여서 32년만에 동창회를 열었습니다. 어쨌든 32년만의 재회이기도 한데다, 더군다나 당시 좋아했던 M군도 참석하기로 되어 있었으므로 나잇값도 못하고 며칠 전부터 들떠 있었습니다.(웃음) 물론 좋아했던 M군에 대한 일은 남편에게는 비밀입니다.(웃음) 한 벌밖에 없는 외출복을 거울 앞에서 몇 번이나 입고 벗기를 반복했고, 화장도 평상시보다 시간을 들여 정성껏 하고 외출했습니다.(웃음)

모인 사람은 남자 다섯 명과 여자 네 명이었습니다. 30여 년만에 보는 친구들은 모두 아저씨, 아줌마가 되어 있었습니다.(웃음) 그래도 옛 모습이 남아 있었기 때문에 대충 누가 누구인지는 알 수 있었습니다. 그런데 그렇게 기대했던 M군의 모습이 보이지 않는 것이었습니다.

그래서 저는 이렇게 물어 보았습니다. "오늘 M군은 안 오는 거야?" 그러자 바로 앞에 앉아 있던 머리가 완전히 벗어진 대머리의 중년 아저씨가, "나야 나...."(웃음)

"뭐, 뭐라구....!" 나는 잠시 할 말을 잃고 말았습니다. 발그레한 얼굴이 귀엽던 그때의 미소년은, 그리고 그렇게 탐스럽던 검은 머리칼은 도대체 어디로 가 버린 것일까요?(웃음)

하지만 이야기를 나누는 동안에 기분만은 옛적의 고등학교 시절로 돌아갈 수 있었습니다. 그리고 당시에 유행했던 후나키 카즈오의 '고교 3학년'을 크게 합창하고 헤어졌습니다. 고교 시절 첫사랑의 푸른 레몬 맛이 30년만의 재회에서는 쭈글쭈글해진 귤맛으로 변해 있었던 것입니다.(웃음) 그래도 아주 달고 기가 막히게 멋진 맛이었습니다.(박수)

이번에는 B씨(67세·남성)의 유머 스피치를 소개하도록 하겠습니다. 이 분은 3년 전에 대장암 수술을 받고 투병 중입니다.

● **천사와 악마**
8월 초순의 어느 정오 무렵이었다. 카와무라 코이치는

버스를 기다리는 동안, "늙은이한테는 말이야, 이런 더운 몸에 해로워."하며 부채로 얼굴을 부쳐댔다. 코이치는 66세이며, 머리 한가운데가 홀딱 벗어진 대머리다. '시청 앞' 버스정류장에서 고베 시영 버스 2계열의 한큐 롯코(阪急六甲)행 버스에 올랐다. 코이치는 1인용 의자에 앉았다. 코이치의 좌석 앞쪽은 2인용이었다. 산노미야(三宮)에서 만석이 되어 7~8명 정도가 서서 가게 되었다. 버스는 산노미야에서 카노쵸(加納町), 누노비키(布引), 쿠마우치(熊內)로 순조롭게 달렸다.

이윽고 버스는 아오야바시(靑谷橋) 정류장을 지났다. 다음은 코이치가 내릴 '고베 고교 앞'이다. 그런데 통로 쪽에 앉아 있는 40세 가량의 여자는 꼼짝도 하지 않는다. 할머니는 두세 번 허리를 달싹거렸다. 통로 쪽 여자는 할머니 쪽으로 고개를 돌려서, "저도 내립니다."하고 깍듯이 말하고는 움직이려고도 하지 않는다. 할머니는 안절부절 못하고 있다. 여성은 정면을 향한 채로다. 나도 내려야지. 좋아, 할머니 보다 늦게 내리자. 차가 움직이기 시작하면 "내립니다."하고 큰 소리로 말하면 되는 거다.

버스가 섰다. 통로 쪽 여자가 자리에서 일어났다. 차가 완전히 정지하자마자 쓰윽 앞으로 걸어가더니 슬쩍 내려 버리고 말았다. 코이치는 그녀의 뒷모습을 매섭게 노려 보았다. 할머니는 급히 일어나서 통로 쪽 자리로 옮겨 앉았다. 코이치는 좌석의 약간 뒤에서 기다렸다. 일어선 할머니가 갑자기 소리를 질렀다.

"이런, 치마가 내려가 버렸네!"(웃음)

코이치는 할머니의 발목 주위를 보았다. 앗, 정말이다. 옅은 회색빛의 얇은 치마가 둘둘 말린 채 바닥에 떨어져 있었다.(웃음) 순간 코이치는 치마 속에 무엇을 입었을까, 설마, 별 일은 없겠지.(웃음) 허나, 하지만 하고 생각했다.

(보고 싶다)는 생각이 들었다.(웃음)

(보면 안돼)하고 귓가에서 천사가 말했다.(웃음)

(빨리 봐)하고 악마가 속삭였다.(웃음)

(보면 안돼)하고 천사.(웃음) 악마, 천사. 악마, 천사.(웃음)

"손니임, 내리실 겁니까!"

나무토막처럼 우뚝 서 있는 코이치에게 운전사가 말했다.

"내립니다."

무의식중에 고개를 돌린 코이치, 오른 손에 쥔 부채를 머리 위로 번쩍 치켜들면서 당황해 하며 앞으로 나갔다.

"뒤에서 할머니가 치마가 벗겨져서 곤란해하는 모양인데, 좀 기다려 주시오."하고 말하려다가 깜짝 놀라 그만

두었다. 젊은 운전사에게, "할아버지가 치마를 벗기셨나요?"하고 놀림을 당하면 어쩔려구.(웃음) 코이치는 간신히 이렇게 말했다.

"뒤에 있는 할머니가 힘들어하니까 좀 기다려 줘요."

코이치는 버스에서 내려 몹시 상기된 얼굴을 부채질하면서 서둘러 걷기 시작했다.(폭소)(박수)

만화를 곁들여서 유머 스피치를 만드는 C씨(45세·여성)도 있습니다. 그녀는 10년 전부터 악성 림프 종양으로 투병 중이며 복부 대수술을 두 차례나 받은 적이 있습니다. 입원할 때마다 병원에서 겪은 이색적인 이야기, 재미있는 화제를 만화로 그려서 주위 사람들을 즐겁게 해 주고 있습니다.

아키가사키(尼崎)에 살고 있는 C씨는 한신·아와지 대지진의 피해자로, 여진(餘震)이 계속되는 가운데 물도 전기도 단절된 자택 마당에서 2주 동안이나 천막 생활을 했습니다. 나중에 그때의 체험을 만화로 옮겨 아는 사람들과 친구들에게 보내서 안부를 걱정하던 사람들을 기쁘게 해 주었습니다. 지진 피해라는 큰 위기 속에서도 유머 정신을 잃지 않고 만화를 그리는 적극적인 자세가 어려움과 스트레스를 극복하는 데 큰 도움을 주었다고 합니다.

이와 같이 유머와 웃음을 만드는 일은 질병은 물론 인생에서 직면하게 되는 여러 어려움을 능숙하게 해결해 나갈 수 있도록 커다란 힘이 되어 주는 것입니다.

유머 스피치; 웃음이 갖는 힘

유머 스피치를 준비해서 발표하는 과정에는 몇 가지의 심리적 학습 효과가 나타납니다. 우선, 자신의 신변에서 일어난 사건을 기초로 이야기를 만드는 것이므로 매일 재미있는 소재 거리를 찾기 위해 일상 생활로 주의를 돌리게 됩니다. 암에 걸리게 되면 소심해져서 병에 대한 걱정만 하는 사람들이 대부분이지만, 유머 스피치를 생각함으로써 눈을 밖으로 돌리게 되는 것입니다.

유방암으로 투병 중인 한 여성은 어느 날 속옷을 도둑맞았다고 합니다. 그런데 화를 내기 전에 스피치 소재를 찾았다는 사실에 기뻤다고 고백하고 있습니다. 이처럼 자신의 관심사가 매일의 걱정·불안에만 기울지 않고 현실의 외부 세계로 확산되어 가게 됩니다.

소재를 찾으면 이야기를 재미있게 꾸며서 3분간의 발표 길이로 압축해야 합니다. 이 부분에서 사람들을 웃기고, 이 부분에서 결말을 짓는다는 등의 생각을 하면서 이야기를 만드는 작업은 즐거운 것입니다. 그림이나 시 등의 예술 작품을 만드는 것처럼 마음이 적극적으로 움직이는 것을 체험하게 됩니다. 그리고 가족들 앞에서 발표의 예행 연습을 하는 겁니다. 그 자리에서 스피치 원고에 대한 평가를 받거나 가족과 함께 웃음으로써 다시 기분이 밝아지는 것을 느끼게 되실 겁니다.

드디어 스피치 발표일. 누구나 많은 사람들 앞에서 이야기할 때는 긴장하게 됩니다. 특히 재미있는 이야기를 해서 듣는 사람을 웃기려고 할 때는 가슴이 두근거리고 머리 속이 하얗게 되고 맙니다. 그러나 스피치가 시작되고 사람들이 많이 웃어 주면, '웃음'의 성과가 즉시 되돌아오기 때문에 금새 긴장이 쾌감으로 변하게 됩니다.

유머 스피치는 어디에서든 응용할 수 있습니다. 직장이나 모임에서 이야기 할 기회가 생기면 한 번의 스피치로 두 번, 세 번 사람들을 웃기는데 도전해 보거나 친구들에게 보내는 편지나 전화에서도 웃기기 위한 연구를 해 보시기 바랍니다. 그렇게 하면 유머 능력이 착실하게 향상될 겁니다. 그리고 어느 순간 사람들을 웃기는 것이 즐거워 견딜 수 없을 정도가 됩니다. 이와 같이 유머를 실생활에 잘 응용함으로써 적극적인 생활을 할 수 있게 됩니다.

자신의 이야기로 다른 사람을 웃기고 즐겁게 한다는 것은 남에게 적잖은 도움을 주며, 살아 있다는 것을 느낄 수 있는 기회도 제공해 줍니다. 이러한 플러스 행동이 플러스 감정을 만들어 내고 하루하루를 적극적으로 살아가야겠다는 자각을 갖게 해줍니다.

　유머 스피치를 통해서 암이라는 고통과 불안에 여유롭게 대처하는 건설적인 마음가짐과 삶에 대한 의욕을 갖는 되찾는 일에 성공하는 사람도 적지 않습니다. D씨(65세·여성)는 벌써 16년 이상이나 암과 싸우고 있지만, 여행을 아주 좋아하는 투고(投稿) 마니아입니다. 처음에는 유방암이었던 것이 3년 전에 간으로 전이되어 다시 수술을 받았습니다. 암의 진행 정도가 상당히 심한데도 불구하고 유머 스피치에 열중함으로써 적극적으로 살아갈 수 있게 되었다고 합니다.

　E씨(55세·남성)는 3년 전에 식도암 진단을 받았고 그 후, 림프샘에 전이되어 한 쪽 성대 수술을 받게 되었습니다. 그는 쉰 목소리로 이렇게 말했습니다.

　"화학 요법과 수술을 한 번 받을 때마다 방사선 치료를 30회, 그리고 한방, 기공, 마루야마 왁찐(주: 丸山왁찐-결핵 환자가 암에 걸릴 확률이 낮다는 데서 제조되었다는 암 치료약. 마루야마에 의해서 제조됨) 등 할 수 있는 것은 모두 해 보았습니다. 그러나 완치된다는 희망이 없었기 때문에 마치 폭탄을 안고 있는 것처럼 늘 두려웠습니다."

E씨는 이야기의 심각성을 상상할 수 없을 정도의 밝은 표정으로 웃으면서 말했습니다. 이것이 바로 유머 스피치를 통해서 E씨가 몸에 익힌 웃음의 힘이 아닐까요?

암을 물리치는 만담가 미나미 켄지 씨의 웃음의 힘

비트 다케시 씨의 스승격인 만담가 미나미 켄지 씨도 대장암과 폐암, 두 종류의 암과 싸우면서 웃음의 힘을 훌륭하게 활용한 한 사람입니다. 원래 만담가로서 사람들을 웃기는 것이 직업이기 때문에 유머 스피치를 매일 실천하고 있는 것이라고 해도, 미나미 켄지 씨의 적극적인 생활을 보면 머리가 절로 숙여집니다.

미나미 켄지 씨의 저서 『파암일소(破癌一笑) - 웃음은 암의 예방약』에 이런 인상 깊은 구절이 있었습니다.

"약 5년 전쯤부터 암과의 교제가 시작되었습니다. 처음에는 대장암, 2년 전부터 폐암과 함께 사이 좋게 무대에 서고 있습니다. 사람들은 보통 암이라는 말을 들으면 죽을병이라며 무서워하거나 살아갈 의욕을 잃어버릴 지도 모르지만, 저는 '이미 걸렸는데 어쩔 수 없지. 앞으로 즐겁게 살아갈 수 있는 방법을 강구해 봐야지.' 라는 식으로 생각할 뿐입니다. 암으로 죽는 것도 저의 운명이라고 생각합니다. 이것만은 자연의 섭리이며 그 누구도 거스를 수 없다고 믿기 때문에 암을 특별하게 생각하지 않습니다. 이런 말을 하면 달관했거나 깨달음을 얻은 것이 아니냐며 저를 과대평가할 지도 모르지만, 그건 있을 수 없는 일입니다. 저는 처음부터 깨달음이나 해탈과는 조금도 인연이 없는 사람입니다. 단지 될 대로 되는 것일 뿐이라고 생각하는 낙천가로서 어떻게 하면 매일 매일을 즐겁게 보낼 수 있을 것인가의 문제에 대해서만 고민하며 살아 왔을 뿐입니다. 따라서 지금부터 말씀드릴 내용은 흔히 볼 수 있는 연예인의 눈물겨운 투병기가 아닙니다. 암과 어떻게 즐겁게 살아가고 있는지, 만담가 미나미 켄지의 짤막한 이야기(만담 전에 하는 서두)로서 읽어 주시기 바랍니다. 어쨌든 제가 원해서 선택한 직업이므로 마지막까지 웃으며 살아갈 것입니다."

미나미 켄지 씨의 진지함이 절실히 느껴지는 문장입니다. 지금부터 그의 암과의 '교제'에 대한 이야기를 좀 들어볼까 합니다.

미나미 켄지 씨(1924년 도쿄 세타가야 출생)는 고등학교 졸업 후, 회사원을 거쳐 1947년 '스윙 보이즈'를 결성, 아사쿠사 카게츠 극장을 통해 연예인으로 데뷔했습니다. 1961년에는 가요 만담으로 전향해서, 3년 후 NHK 만담 콩쿨에서 입상했고 1974년에 만담가로 전향하는 등 연예인으로서의 50년이 넘는 경력을 자랑하고 있습니다.

1992년 3월 대장암으로 처음 입원했다가 수술 후 3주 만에 퇴원해서 10일 후에는 아사쿠사 연예홀 무대에 섰습니다.

"연예인이란 정말 행복한 직업이란 생각이 들었어. 내가 샐러리맨이었다면 벌써 정년 퇴직했을 나이인데……. 그 때 나이가 68세였으니까. 아마 집에서 요양을 하고 있었겠지. 그런데 난 무대에 나가서 그동안 병원에 있으면서 생각했던 얘길 죄다 말해 버렸어. 그러니까 문득 이런 생각이 들더군. 난 아직 괜찮아. 정말 연예인이 되길 잘했어."

미나미 켄지 씨는 주변 사람들을 웃기고 그들의 웃는 얼굴을 보며 자신도 즐거워합니다. 경마에서 진 일, 여자에게 채였던 일, 그리고 이번에는 암에 걸려서 병원에 입원했던 일 등 무엇이든 웃음으로 바꾸어 버립니다. 따라서 대장암에 걸렸을 때나 1994년에 암이 폐에 전이되어 다시 입원을 하게 되었을 때도 아주 의연하게 받아들일 수 있었다고 합니다.

차남 후지야마 신타로 씨(마술사)는 다음과 같이 증언하고 있습니다.

　"암에 걸렸을 때도 예전과 다름이 없으셨어요. 아버지는 나약해진 자신을 버리고 암을 웃음에 응용하려고 늘 노력하셨지요. 보통 암에 걸리면 아주 힘들어 할텐데, 어떻게든 재미있고 우스꽝스러운 이야기를 만들어서 남들에게 들려주려고 하시는 겁니다. 도박에서 잃었을 때나 암에 걸렸을 때도 아버지는 그렇게 심각한 일이 아닌 보통 일처럼 받아들이셨죠. 큰 도박에서 돈을 잃은 정도라고 할까요. 그리고 그 때(암 선고)부터 당신이 앞으로 어떻게 살아갈 것인가에 대해, 한 관점에서 당신 자신을 주시했던 것 같습니다. 자신이 피사체가 되는 셈이죠. 보통 사람이라면 이런 상황에서 어떻게 할 것인지, 당신의 눈으로 확인하고 계셨던 거죠. 결국 아버지가 평생을 걸어온 일은 인간 관찰이라고 할 수 있어요. 그걸 어떻게 웃음으로 바꿀 수 있을까, 이 생각에만 몰두하시는 거죠. 예를 들어 가난뱅이에 대한 이야기도 있는 그대로만 이야기하면 자신의 불행을 이야기하는 것에 지나지 않잖아요. 그걸 재미있고도 우스꽝스럽게 만들면 공감하는 사람이 생기게 됩니다. 이런 식으로 살아간다면 어떤 곤경도 극복해 낼 수 있겠죠?"(『파암일소(破癌一笑) - 웃음은 암의 예방약』에서)

암이라는 고통스러운 이야기를 웃음으로 바꾼다. 이게 바로 역경을 극복할 수 있는 힌트입니다. 역경에 직면하더라도 거기에서 뭔가 재미있는 이야기를 생각해내다 보면 마음이 진취적으로 바뀌게 됩니다. 이것이 유머 스피치의 목적이기도 합니다만, 미나미 켄지 씨는 매일 매일 이를 실천하고 있습니다.

암이 폐로 전이되어 국립 암 센터에 다시 입원을 했을 때도 병원 생활 3개월 동안에 이동도서관의 단행본을 100권이나 독파했다고 합니다.

"처음 주치의 선생님이 대단하다고 하시더라구요. 뭐가 대단하다는 건지 생각해 보니 구내염도 생기고 토하기도 하고, 그리고 현기증도 나는 데다 설사까지 하는 사람이 어떻게 그렇게 책을 잘 읽을 수 있느냐는 말이었어요. 암 센터에는 일주일에 한 번 이동도서관이 오는데, 난 보통 한 번에 10권씩 빌려서 베갯머리에 둬요. 구내염 약을 바르면서 책을 읽지요."

사람들을 좀 더 웃겨 주고 싶다는 그의 적극적인 의지가 독서를 계속할 수 있는 집중력을 만들어 낸 것이겠죠. 미나미 켄지 씨는 퇴원 후에도 정기적으로 화학 요법을 받으면서 무대에 서서 사람들에게 웃음을 선사했습니다. 그것도 암 센터에서의 체험담이나 자신의 암을 소재로 한 블랙 유머 등은 역시 그 만이 할 수 있는 부분입니다.

언젠가 미나미 켄지 씨와 대담할 기회가 있었습니다. 그 가운데 그가 했던 농담을 소개할까 합니다.

"옛날의 암 사망률 제1순위는 위암, 그 다음이 폐암이었어요. 그런데 옛날에는 회사원이 위암에 걸렸을 경우, 회사를 그만두고 집에서 치료를 받았죠. 이것을 위암퇴직이라고 하지요."

어쨌든 미나미 켄지 씨가 암을 아무렇지도 않게 여기는 웃음의 힘에는 배울 점이 상당히 많습니다. 암을 두려워하고 암에 대해서는 별로 말하려고 하지 않는 사람들이 대부분인데, 미나미 켄지 씨처럼 암에 대해서 자유롭게 이야기하는 것을 보면 마음이 아주 적극적으로 변하게 됩니다. 자신이 암에 걸렸다는 현실에서 도망치면 도망칠수록 오히려 두려워지는 것이 인간의 심리적 특징이기도 합니다.

부기(附記) - 미나미 켄지 씨는 1997년 12월 16일에 폐암으로 사망했습니다. 관계자의 말에 따르면 죽기 3일 전까지 아사쿠사 연예홀 무대에 서서 여느 때처럼 관객들을 즐겁게 해 주었다고 합니다. 그런데 아리마(有馬; 일본의 가장 유명하고 대중적인 경마 대회)기념 마권을 산다 해도 올해는 볼 수 없을지도 모르겠다는 농담 아닌 농담을 동료들에게 했다고 합니다. 미나미 씨는 웃음을 최대한 활용해서 주치의가 놀랄 정도로 건강하게 오래 살았으며, 죽기 직전까지 지금까지 살아 온 대로 평범한 생활을 계속 했던 멋진 인생의 주인공이라 할 수 있겠습니다.

웃음은 전염된다

가령 미나미 켄지 씨처럼 암을 아무렇지도 않게 웃어 넘기지는 못하더라도 웃음의 다양한 자원을 활용함으로써 누구나 적극적인 마음을 가질 수 있습니다.

저는 남바그랜드카게츠에 모인 관객 800명의 웃음소리를 음향학적으로 증폭시켜 파장으로 편집한 스마일 웨이브 테입(왕복 1시간)을 제작해 보았습니다. 웃음소리 속에는 20종류의 서브리미널 메시지(주: Subliminal Message – 의식 하의 메시지)—"우리 몸 속에는 병을 치유하는 힘이 있다." "우리 몸 속에는 웃음과 유머 에너지가 있다." "병을 치료하는 킬러 세포의 작용이 강력해진다." 등—가 저음의 남성 목소리로 수록되어 있었습니다.

이와 같은 서브리미널 메시지는 평상시에는 들리지 않지만 반복해서 듣다 보면 잠재 의식 속에서 그것을 지각하게 되고, 뇌의 작용에 좋은 영향을 준다는 사실이 의학적으로도 증명되었습니다.

　실제로 강연회에서, "좀 색다른 테입을 만들었으니 한 번 들어보세요."하고 겨우 2~3분 정도 들려주었을 뿐인데, 강연장에 점점 웃음이 번지기 시작했습니다. 사람은 웃음소리를 듣는 것만으로 무의식중에 웃게 된다는 심리적인 성질을 갖고 있다는 사실을 알게 되었습니다.

　다시 말해 웃음소리는 전염된다고 할 수 있습니다. 마찬가지로 웃는 얼굴도 전염된다는 것은 여러분도 경험해 보셨을 겁니다. 주위 사람들이 모두 미소 짓고 있으면 자신도 자연스럽게 웃게 됩니다. 감기 바이러스가 전염되는 것은 곤란하지만 웃음소리나 웃는 얼굴에서 발생되는 미소 바이러스는 널리 전염되길 바라는 마음입니다.

　암 투병 중에 극심한 불안으로 불면증에 시달리던 사람이 매일 자기 전에 이 테입을 듣고 점차 편안히 잠을 잘 수 있게 되었다던가, 여러 번 반복해서 테입을 듣다보니 우울한 기분이 사라지고 건강한 생활을 할 수 있게 되었다는 등 여러 체험을 한 환자들이 많이 있습니다. 웃음소리를 듣기만 해도 정신적 이완 효과가 나타난다는 것입니다.

　저는 웃는 얼굴이 전염되는 원리를 이용한 게임을 강연회 등에서 추천하고 있습니다. 자신의 건너편에 앉아 있는 사람의 얼굴(초상화)을 서로 그리는 단순한 게임입니다. 그런데 이 초상화를 그리는 것은 아주 즐거운 일이라고 할 수 있습니다. 자신의 초상화가 자신을 닮았든지 아니면 전혀 닮지 않았더라도 결국에는 웃음을 터트리게 됩니다. 상대방이 그려 준 초상화를 복사해서 가족들에게 보여주면 또 다시 한바탕 폭소를 터트리게 될 겁니다. 방에 붙여 놓고 가끔씩 볼 때마다 얼굴에 미소가 가득 배어나게 됩니다. 초상화는 잘 그리고 못 그리고 간에 웃음을 터트리는 힘을 갖고 있습니다.

또한 비디오, 익살이 넘치는 시, 주간지 등 웃음의 소재가 될 만한 것은 무엇이든 찾아서 마음껏 웃으시기 바랍니다.

'웃음은 최고의 보약' 이라는 말이 있듯이 웃음이 이용되지 않는 곳은 없습니다. 킬러 세포도 실컷 웃게 하시기 바랍니다. 지금까지 말씀 드린 웃는 건강법은 누구나 간단하게 할 수 있는 것이며, 스포츠처럼 체력과 기술을 필요로 하지도 않습니다. 특별한 도구나 설비도 필요 없습니다. 그리고 무엇보다도 돈이 들지 않습니다. 그런데 이렇게 장점만 두루 갖춘 웃는 건강법에도 단 한 가지 커다란 부작용이 있다는 사실을 알고 계십니까? 그것은 바로 웃음 주름이 늘게 된다는 사실입니다.

킬러 세포를 강하게 하는 뇌 훈련법

암 예방도 가능하게 하는 이미지 훈련 …147
걷는 기공법과 킬러 세포 …151
열대어의 이미지를 활용한 킬러 세포 강화법 …153
이미지 훈련의 여러 버전들 …157
효과적인 이미지 훈련 방법 …163
이미지 훈련 중에 졸면 …166
가이드 테입을 활용하자 …167

암 예방도 가능하게 하는 이미지 훈련

킬러 세포를 건강하게 만드는 또 하나의 방법에 이미지 훈련이라는 것이 있습니다. 웃음으로써 킬러 세포가 갖고 있는 휴대폰에 건강 메시지를 보낼 수 있었던 것처럼 머리 속에 적극적이고 긍정적인 이미지를 떠올림으로써 킬러 세포를 활성화시킬 수 있습니다.

원래 이미지 훈련은 스포츠 세계에서는 잘 알려진 훈련 방법입니다. 한 가지를 소개하면, 어느 유명한 프로 야구 투수는 등판 전날 상대 팀의 1번에서 9번까지의 타자들이 좋아하는 코스와 어려워하는 코스 등을 확인하면서 실제로 하나 하나 공을 던지는 자신을 떠올려 본다고 합니다. 그렇게 해서 상대 팀 타자들을 모두 아웃시켜서 단 한 사람의 주자도 허용하지 않는 완벽한 경기를 치뤄내는 것입니다. 야구장을 뒤흔드는 우렁찬 함성에 손을 들어 답례하는 자신, 카메라맨의 플래시 세례를 받으며 눈부시게 빛을 발하는 자신의 모습을 그려봅니다.

물론 실제 시합에서 완벽한 경기를 치른다는 것은 극히 어려운 일입니다. 그러나 이미지 훈련에 의해 정신적 자신감을 증대시킬 수 있습니다. 이 투수는 스포츠 프로그램의 한 인터뷰에서 이렇게 말하고 있습니다.

"설령 경기를 완벽하게 이끌지 못해도, 그리고 연속으로 타자를 내보냈다고 해도 당황하지 않고 늘 자신의 페이스대로 투구할 수 있습니다."

이와 같이 실제로는 동작을 취하지 않고서도 머리 속에서 우수한 동작을 묘사하는 방법을 학습하는 훈련법을 이미지 훈련, 혹은 멘탈 리허설이라고 합니다. 올림픽 선수들의 대다수가 시합 당일 긴장하지 않도록 이미지 훈련을 하고 있다는 사실을 아시는 분도 많을 것입니다. 이미지 훈련은 이완 효과로 능력을 최대한 발휘하게 할 뿐 아니라 실제로 스포츠 능력도 향상시키는 훈련 효과가 있다는 사실이 여러 가지 실험을 통해 밝혀졌습니다.

그럼 예를 들어봅시다. 우선 농구 선수들을 두 개의 그룹으로 나눕니다. 열흘 동안 정해진 개수의 프리 드로우 샷을 매일 연습하는 그룹과, 5일 간은 실제 연습을 하고 나머지 5일 간은 이미지 훈련 연습을 교대로 실행하는 그룹입니다. 그리고 11일째 되는 날에 실제로 양 그룹 모두 프리 드로우 샷 테스트를 실시해 보았더니 두 그룹의 성적이 똑같게 나타났습니다. 즉 이미지 훈련도 실제 연습과 같은 훈련 효과가 있었던 것입니다.

최근에는 스포츠 세계에서 뿐만 아니라 제가 근무하는

병원 근처에 있는 카와사키 의대의 외과 교수도 이미지 훈련을 도입해서 제자 의사들의 수술 능력을 향상시키는 큰 효과를 올리고 있다는 이야기도 있습니다. 우선 유능한 선배 의사들의 수술 동작을 잘 관찰해 두었다가 거기에 자기 나름대로의 연구를 첨가해서 기억해 둡니다. 그렇게 하면 때와 장소에 상관없이 머리 속에서 수술 동작의 반복 연습을 할 수 있게 됩니다. 실제 수술에 들어가기 전에는 리허설로서의 이미지 훈련을 해 봄으로써 어려운 수술도 긴장하지 않고 자연스럽게 진행시킬 수 있게 됩니다. 이미지 훈련은 특히 아직 경험이 부족한 젊은 의사나 의대생 등의 수술 능력을 향상시키는 데 있어서 각별한 효과를 기대할 수 있습니다.

이미지 훈련법을 암 치료에 응용하겠다는 획기적인 발상을 한 미국인 의사가 있었습니다. 바로 칼 사이몬튼 박사입니다. 사이몬튼 박사는 암 화학 요법을 받고 있는 사람들에게 이런 이미지를 떠올려 볼 것을 권고했습니다.

먼저 암 치료약이 링거 튜브를 통해 몸 속으로 들어갑니다. 암 치료약은 온몸 구석구석까지 흘러들어가서 암 세포를 발견하는 대로 즉시 공격해 버립니다. 공격과 동시에 그곳에 모여 든 킬러 세포들까지 합세해서 암 세포를 공격하기 시작합니다. 몸 속에서는 암 세포를 상대로 치열한 전투가 전개되며 우리 쪽 군대가 압도적으로 우세

합니다. 점점 파괴되어 가는 암 세포, 이윽고 암 치료약과 자신의 킬러 세포가 일치 협력해서 그 곳에 퍼져 있던 암을 깨끗하게 제거해 줍니다.

암 치료를 받으면서 암과 싸우는 이미지를 연상해 보는 시도는 약 15년 전쯤에 시작되었고, 해를 거듭할수록 그 효과가 크게 나타나고 있습니다. 통상적인 암 치료와 병행해서 이미지 훈련을 실시함으로써 생존 기간이 네 배로 연장된다는 사실이 보고되어 있습니다.

몇 년 전 하와이에서 열린 학회에서 사이몬튼 박사와 만나 점심 식사를 같이 하면서 이야기를 듣게 되었습니다. 마음과 뇌의 훈련으로 암을 치료한다는 선구자적인 연구와 이를 실천해 나가는 열정은 저에게도 큰 용기를 불어넣어 주었습니다.

저는 근래 들어 미국 서해안, 남부, 동해안, 캐나다 등에서 암 투병자 및 의료 관계자와 연구 교류할 기회를 여러 차례 얻게 되었습니다. 어느 지역이든 암과 싸우는 이미지 훈련이 널리 보급되어 있었고, 암 투병 중인 대부분의 사람들이 이미지 훈련에 대해 알고 있었으며, 또 많은 사람들이 실천하고 있었습니다. 연구 교류로 알게 된 많은 의사들이 암 환자들에게 이미지 훈련을 권하고 있었고, 이미지 훈련의 사회적 보급력은 놀라울 정도였습니다.

한편, 우리 나라에서는 암 치료에 대한 이미지 훈련이 별로 보급되어 있지 않은 상황입니다. 아직 모르는 사람들도 많아서 암 환자에게 이미지 훈련을 실시한다고 하면 왠지 수상하게 여기며 안 좋은 반응을 보이는 경우가 적지 않은 것이 현 실정입니다.

걷는 기공법과 킬러 세포

이미지 훈련과 비슷한 건강법에 기공법이라는 것이 있습니다. 기공법의 본고장 중국에서 암 투병에 효과적이라는 평가를 받고 있는 것이 바로 곽림(郭林) 기공법입니다. 이 기공법은 몸에 힘을 빼고 숨을 두 번 들이마시고 한 번 내 쉬는 동작을 반복하면서 독특한 걸음걸이로 걸어가는 방법입니다.

곽림이라는 여성 화가가 자신의 방광에 전이된 자궁암을 극복하기 위해 직접 개발해 낸 방법으로서 현재 중국 전역에서 150만 명의 암 투병자들이 실천하고 있다고 합니다.

저도 몇 년 전부터 현지 조사를 위해 상하이, 베이징 등을 방문했는데, 이 기공법을 열심히 실행해서 진행암 및 말기 암으로부터 기적적으로 살아난 실례가 의학적으로 확인되었고, 그 수도 적지 않다는 사실에 정말 놀랐었습니다. 일본에서는 곽림 신 기공법 숙달자인 만다 하루타케 · 노리코 부부를 중심으로 강연회가 열리고 있으며, 암 덩어리가 작아지거나 진행암 환자들이 장기간 생존하는 등의 효과가 나타나고 있습니다.

도쿄 공업대학 히구치 유죠 교수팀은 기공법 실천자들의 면역력 등을 측정하는 실험을 했습니다. 평소에 기공법 연습을 꾸준히 계속함으로써 킬러 세포가 강해진 사람들이 많았고 기공법 연습 직후에도 킬러 세포가 더욱 강해지는 효과를 가져온다는 사실이 확인되었습니다.

기공법은 크게 내기공법과 외기공법으로 나눌 수 있습니다. 내기공법은 스스로 연습을 계속 함으로써 체내의 '기(氣) 에너지'를 증가시켜 자연 치유력을 높여가는 방법입니다. 한편 외기공법은 기공 숙달자로부터 '기 에너지'를 받아서 자신의 건강을 회복하는 방법입니다.

여기서 주의해야 할 것은 '외기공법으로 병을 고친다'고 주장하는 치료사는 많지만 실제로 자신이 내세우는 정도의 능력을 그 사람이 갖고 있는지의 여부를 확인하는 방법이 없다는 사실입니다. 제가 경험한 바로도 대부분의 치료사들이 지나칠 정도로 비싼 치료비를 요구하는 것에 비해 암 치료 효과가 확실히 나타나지 않는 경우가 대부분인 것 같습니다. 물론 외기공법을 통해 확실하게 암을 고치는 치료사는 존재하겠지만 극소수에 불과하지 않을까요? 실제로 중국에서는 암을 외기공법으로 치료하는 경우는 거의 없으며 스스로 체내의 기를 수련하는 내기공법이 중심을 이루고 있습니다.

어쨌든 이미지 훈련이나 걷는 기공법처럼 스스로의 수련을 통해 킬러 세포를 강하게 만드는 건강법이 가장 기본적이고 성실한 방법이라고 할 수 있겠습니다.

열대어의 이미지를 활용한 킬러 세포 강화법

저는 10여 년 전부터 이미지 훈련을 암 치료에 도입해 왔습니다. 많은 사람들이 이미지 훈련을 꾸준히 실행함으로써 스스로의 힘으로 병을 극복해 가는 적극적인 자세를 갖게 되었고, 불안감 또한 해소되는 심리적인 효과를 보고 있습니다.

그런데 이미지 훈련이 이러한 심리적인 효과는 물론 킬러 세포 자체를 단기간에 강하게 만드는 훈련법이라는 사실이 저의 실험에 의해 밝혀지게 되었습니다. 실험은 1995년 루이 파스퇴르 의학 연구 센터에서 우리 연구팀이 세계 최초로 시도한 것입니다.

실험은 암 투병 중인 환자 10명의 협조를 얻어 실시했습니다. 우선 누구든 쉽게 이미지 훈련에 열중할 수 있도록 릴럭스(이완) 이미지와 질병 치료 이미지를 조합한 15분 간의 가이드 테입(열대어 이미지)을 제작했습니다. 테입을 피험자들에게 나누어주고 실험 일주일 전부터 하루에 두 번씩 테입을 들으면서 이미지 훈련을 연습하도록 했습니다.

실제 실험에서도 하루에 두 번(총 30분) 가이드 테입을 들으면서 이미지 훈련을 하게 한 후, 실시 전후의 킬러 세포의 활성을 측정했습니다. 그 결과 이미지 훈련을 통해 피험자 대부분의 킬러 세포의 활성이 확실하게 상승한 것으로 나타났습니다(도표⑩-이미지 훈련이 킬러 세포를 강하게 만든다〈세계 최초의 실험 1995〉). 단지 15분 동안 이미지 훈련을 두 번 실시했음에도 불구하고 킬러 세포가 강해진다는 이 실험 결과는 정말 놀라운 발견이었습니다. 이 실험은 앞으로 암 투병·치료·예방에 이미지 훈련이 널리 활용되어야 한다는 사실을 시사하고 있습니다.

이 실험에서 사용한 가이드 테입에 수록되어 있는 '열대어 이미지'는 처음 시도하는 사람이라도 간단하게 할 수 있는 이미지 훈련의 하나입니다. 그럼 지금부터 이미

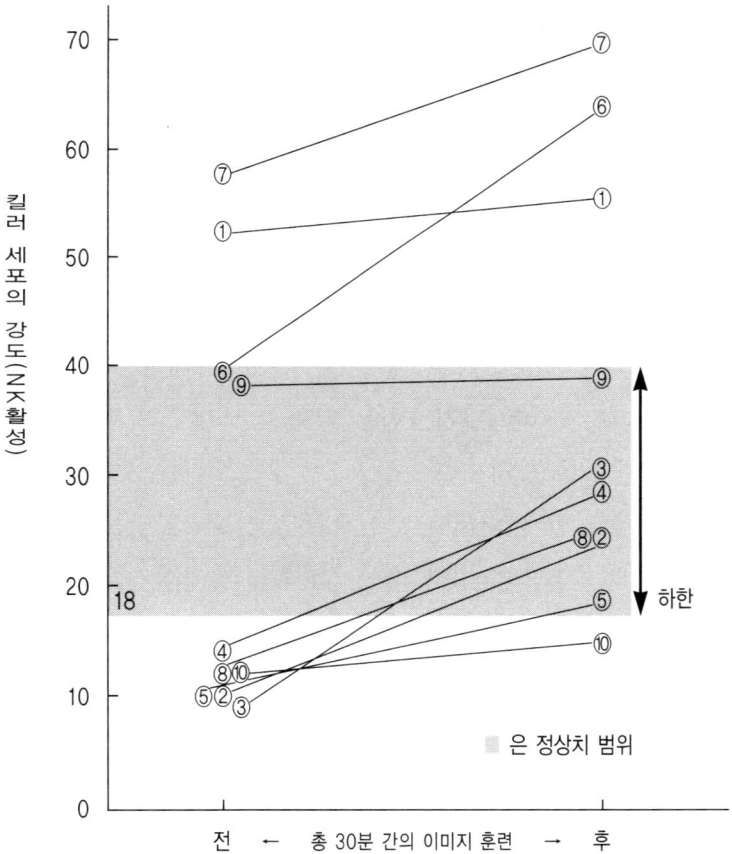

《도표 10》 이미지 훈련이 킬러 세포를 강하게 만든다
(세계 최초의 실험 1995)

지 훈련의 구체적 방법을 소개해 드리겠습니다.

우선 의자에 앉아서 등받이에 몸을 기댑니다. 눈을 감고 몸의 힘을 뺀 후 온 몸의 긴장을 풉니다(閉眼 이완 상태). 이 때 좋은 이미지를 떠올려야겠다는 생각으로 몸에 힘을 주면 안 됩니다.

온 몸의 긴장을 푼 상태에서 다음 순서대로 천천히 이미지를 넓혀 갑니다. 처음에는 먼저 자신이 눈앞에 넓은 바다가 펼쳐진 해변에 앉아서 바다를 바라보고 있는 광경을 떠올립니다. 눈앞에는 코발트 블루의 넓은 바다가 끝없이 펼쳐져 있고, 기분 좋게 불어오는 상쾌한 바람, 푸른 하늘, 발바닥을 간지럽히는 따뜻한 모래알의 감촉, 바닷바람의 좋은 향기……

실제로 이러한 이미지를 오감으로 느낄 수 있다는 기분으로 머리 속으로 상상해 가는 겁니다. 곧 마음이 차분해지고 기분이 좋아질 겁니다.

이번에는 몸 속에 푸른 바다가 펼쳐지는 이미지를 떠올립니다. 혈액이 바다 물과 같은 성분으로 구성되어 있는 것처럼 바다 속을 각양각색의 수많은 열대어들이 헤엄치고 있는 광경을 상상해 봅니다. 그리고 그 열대어들은 질병과 암을 발견해서 먹이 대신 먹어 치워 갑니다. 열대어가 모든 질병과 암의 근원을 먹어 버리자 푸르고 아름다운 바다가 넓게 펼쳐집니다.

열대어 이미지 훈련에 소요되는 시간은 15분 정도입니다. 이 훈련을 하루에 두 번 실시하면 정신적으로 편안한 상태를 유지할 수 있고, 평온하고 밝은 기분이 킬러 세포에게도 전달되어 킬러 세포의 활성이 상승하게 됩니다.

참고로, 미국에서는 우선 처음부터 몸 속에서 킬러 세포가 암 세포를 잡아먹는다는 직접적인 이미지를 떠올릴 수 있도록 지도하고 있습니다. 이 이미지에 익숙해진 다음에는 각자 스스로에게 맞는 종류의 이미지를 찾아 실시합니다. 예를 들어 스타워즈와 같은 우주 전쟁을 상상한다거나 백마를 탄 기사가 나타나서 괴물을 물리치는 장면이나, 또는 악어와 피라냐(열대성 담수어)가 나타나서 암을 잡아먹는 장면 등 자신이 원하는 것을 이미지화 하는 것입니다.

이미지 훈련의 여러 버전들

저는 이미지 훈련에 '열대어 이미지' 이외에도 다음과 같은 몇 가지 버전을 고안해서 암치료를 받고 있는 수많은 환자들에게 이용하도록 권하고 있습니다.

● **손오공 이미지**

　애니메이션에서 자주 등장하는 우리와 친숙한 손오공이 대활약을 하는 이미지 훈련입니다.

　먼저 근두운을 탄 손오공이 하늘 저편에서 등장합니다. 이때 손오공의 모습은 좋아하는 배우이든 만화 주인공이든 상관없습니다. 어쨌든 상상하기 쉬운 인물을 선택하시기 바랍니다. 위풍 당당한 손오공이 하늘을 날아다니면서 변신술로 차례차례 나타나 자신의 몸 속으로 날아 들어옵니다. 수백 명의 손오공들이 목표로 하는 상대는 몸 속의 암과 질병이라는 괴물입니다. 근두운 탄 무적의 손오공이 몸 속을 돌아다니면서 아주 난폭하게 괴물들을 퇴치해 줍니다.

● **졸졸 흐르는 시냇물의 이미지**

　대초원의 맑은 시냇물을 떠올리는 이미지 훈련입니다. 끝없이 푸르고 투명한 하늘 아래 상쾌한 바람이 초록빛 초원을 간지럽히고 눈앞에는 아름다운 시냇물이 흐르고 있습니다. 시냇물에 발을 담그면 마음이 편안해지고 졸졸 흐르는 시냇물의 경쾌한 소리가 마음을 차분하게 해 줍니다.

　맑은 시냇물이 머리 위에서 몸 속으로 흘러 들어오는 장면을 상상합니다. 몸 속에 흘러 들어온 맑은 물이 암과 질병의 근원과 쌓인 피로를 말끔히 씻어 흘려 보냅니다.
 이때 암과 질병, 통증의 원인이었던 몸 속의 나쁜 물질을 흙덩어리로 상상합니다. 그리고 마지막으로 나쁜 흙덩어리가 시냇물에 밀려서 발끝을 통해 말끔히 흘러나가는 장면을 상상하면 효과적입니다.

● **약을 먹을 때의 이미지**

 최고의 명의라고 환자가 인정하는 의사가, '이 약은 아주 효과가 좋습니다.'라고 하면서 투약을 했을 경우, 그것이 약리 작용이 전혀 없는 소맥분 덩어리일지라도 실제로 치료 효과가 나타나는 경우가 있습니다.
 바로 플라시보 효과(주: Placebo - 실제로 약효는 없지만 환자에게는 있다고 믿게 하고 주는 위약(僞藥). 환자가 믿는 정도에 따라 상당한 효과를 발휘한다)를 이용한 이미지 훈련입니다.
 우선 약을 먹을 때 약이 몸 속으로 퍼져나가는 모습을 상상합니다. 이 때 약을 녹색의 이미지로 선택해서 몸의 안 좋은 부분에 녹색이 침투해 가는 광경을 머리 속에 그려봅니다. 위약도 효력이 있다고 믿으면 효과가 나타나게 되어 있으므로, 이러한 이미지를 첨가함으로써 약의 효과를 훨씬 높일 수 있습니다.

● 통증을 완화시키는 이미지

　가령 무릎이 아플 경우, 우선 아픈 무릎에 로프를 감아서 힘껏 죄고 있는 상상을 합니다. 그리고 그 이미지 속에서 서서히 로프를 풀어 갑니다. 마지막으로 로프를 다 풀어 버리고 나면 통증도 상당히 가라앉게 됩니다.

　아니면 아픈 부위에 벌이 붕붕 날아다니고 있는 광경을 상상합니다. 통증을 벌로 생각하고 그 부위에 향기로운 장미꽃을 가까이 가져가면 벌은 서서히 장미꽃 향기에 이끌려서 날아가 버립니다. 동시에 통증도 함께 사라져 버린다는 이미지입니다.

　견딜 수 있을 정도의 가벼운 통증은 이러한 이미지 훈련만으로도 어느 정도 완화시킬 수 있습니다. 그러나 암처럼 심한 통증은 이 훈련만으로는 제거할 수 없습니다. 진통제 등의 약물 요법과 병용해야 하지만 이미지 훈련을 실시함으로써 약의 진통 효과를 높일 수 있게 됩니다.

● 내 안의 조언자 이미지

　어떤 문제를 해결하고자 할 때 자신의 잠재 능력을 활용하는 방법입니다. 병에 걸렸거나 여러 가지 어려운 일에 직면했을 때 아무리 해결책을 강구해도 좀처럼 해결되지 않는 경우가 있습니다. 이런 경우에는 내 안의 조언자 이미지를 이용합니다.

긴장을 푼 상태에서는 본인이 지금까지 축적해 놓은 지식, 정보, 지혜, 판단력을 이끌어내기가 가장 쉽다는 심리학적 원리를 응용한 문제 해결법입니다.

예를 들어 다음과 같은 식으로 상상을 합니다. 꽃이 탐스럽게 피어 있는 아름다운 공원 벤치에 앉아 있는데 나무 그늘에서 내 안의 조언자가 다가옵니다. 친구일 수도 있고 학창 시절의 은사님이거나 할아버지, 혹은 수염을 기른 수도사 등 누구이든 상관없습니다. 사람에 따라서는 애완동물이 나타나는 경우도 있고, 사람이나 동물이 아닌 바람이 불어 와서 지혜를 실어다 준다거나 태양이 상담을 해 주는 등 다양한 조언자들이 나타납니다.

이런 식으로 자신이 생각해 낸 조언자가 나타나서 본인의 옆자리나 맞은 편에 앉으면 상담하고자 하는 문제에 대해 이야기합니다. "이런 일로 고민하고 있는데요, 좋은 해결책이 있으면 좀 가르쳐 주세요."하고 조언자와 서로 이야기하면서 해결 방법을 찾아보는 것입니다.

처음에는 간단한 문제부터 해결하도록 합니다. 암을 치료하려면 어떻게 해야 하는지 등의 심각한 문제는 복잡한 요인에 의해 만들어진 것이므로 해결하기도 힘들고, 만족할 만한 대답도 좀처럼 기대하기 어렵습니다. 아주 바쁜 사람이라면 시간을 좀 더 여유있게 활용할 수 있는 방법을, 주부라면 오늘 저녁 식사는 무엇으로 할 것인지 등의 문제를 일주일에 한 번 정도 반복해서 연습해 둡니다. 그러면 좀 더 어려운 문제에 직면하게 되더라도 쉽게 이미지를 떠올릴 수 있게 됩니다.

물론 자신의 능력, 즉 잠재 능력을 최대한 활용하는 방법이므로 과거 자신의 경험, 정보, 지식 이외의 것들은 떠오르지 않습니다. 그러나 좋은 아이디어는 한 가지에 몰두하고 있을 때보다는 조깅을 할 때나 이미지 훈련 등으로 긴장을 풀고 있을 때가 더 잘 떠오르는 법입니다.

저도 자주 이미지 훈련을 하는 편입니다. 예를 들어 제 연구실에는 문헌이나 자료들이 산더미처럼 쌓여 있어서 무엇이 어디에 있는지 몰라 늘 찾는 것이 일처럼 되어 버렸습니다. 정리를 하고 싶어도 어디서부터 손을 대야 할지 모를 정도입니다. 어느 날, 마땅한 해결책을 궁리하다가 내 안의 조언자와 상담을 해 보기로 했습니다.

이미지 속에 나타난 사람은 어디선가 본 기억이 있는 남성으로 누구인지는 확실히 기억나지 않았습니다. 어쨌든 "방을 정리하려고 하는데 뭔가 좋은 방법이 없겠습니까?"하고 그 남자에게 물어 보았습니다. 그러자 그 남자는 이렇게 제안했습니다.

"간단해요. 당신은 병원 연구실에서 여러 가지 물건들을 발송할 때 택배 회사에 의뢰하시죠? 그 회사의 이삿짐 택배로 필요 없는 자료들을 다른 곳으로 옮겨 달라고 하세요. 그러면 깨끗하게 정리될 겁니다."

그래. 당장 필요 없는 자료와 책들을 다른 곳에 옮겨 놓으면 되겠군. 빨리 택배 회사 직원에게 전화해야지. 이런 생각을 하면서 조언자의 얼굴을 다시 한 번 자세히 보았더니 놀랍게도 그 남자는 제가 늘 이용하던 택배 회사의 담당자였습니다. 바쁜 일이 많아서 '누군가 도와 줄 사람이 있었으면……' 하고 늘 입버릇처럼 말해 왔는데, 방을 정리하는 데도 택배 직원의 도움을 받게 되었습니다.

효과적인 이미지 훈련 방법

저는 강연회에 갈 때도 달리는 신칸센 안에서 반드시 이미지 훈련을 하도록 합니다. 우선 강연회장에 도착해서 강연대에 올라가는 자신의 모습을 상상합니다. 그리고 평소처럼 강연을 하고 회장에 모인 사람들이 '와' 하고 웃음을 터트리는 광경을 떠올려 봅니다. 이미지 훈련을 통해 긴장을 풀어줌으로써 실제 강연에서도 무난하게 이야기를 전달할 수 있게 됩니다.

이처럼 이미지 훈련에 익숙해지면 움직이는 지하철 안

이나 그밖의 어느 곳에서든 할 수 있게 됩니다. 그러나 처음에는 주위 사람들에게 피해를 주지 않는 장소와 시간을 정해서 이미지 훈련을 하는 것이 중요합니다.

가장 좋은 시간은 아침에 일어나자마자 혹은 잠자리에 들기 전처럼 긴장을 풀고 편안한 기분을 유지할 수 있는 때입니다. 그리고 무엇보다 다른 사람에게 방해가 되지 않는 시간대를 선택해야 합니다.

자세는 의자에 앉아 있거나 침대 위에 누워 있어도 상관없습니다. 자신이 가장 편안하다고 생각하는 자세를 취합니다. 이때 보다 편안한 분위기를 만들기 위해 좋아하는 음악이나 파도 소리 같은 등의 배경 음악을 준비하는 것도 효과적입니다. 단, 그대로 잠들어 버리면 이미지 훈련이 되지 않으므로, 방의 밝기는 별로 어둡지 않게 하고 식사 직후도 피하는 것이 좋습니다.

이미지 훈련에 필요한 시간은 15~20분 정도입니다. 그 이상 길게 한다고 해도 집중력이 떨어지게 되므로 짧은 시간에 집중해서 실행하는 것이 좋습니다.

이미지 훈련을 끝낼 때는 열대어 이미지의 경우, 처음 시작할 때의 해안 이미지로 돌아가서 완료 동작을 해 줍니다. 완료 동작은 우선 양손을 깍지 낀 상태에서 손바닥을 바깥쪽으로 향하게 한 후 팔꿈치를 접었다 폈다 하는 동작을 반복하고 심호흡을 한 번 합니다. 그리고 나서 눈을 뜨고 기지개를 켭니다. 몸의 이완 상태에서 이미지 훈련 전의 상태로 돌아가는 각성 동작입니다. 각성 동작을 해 주지 않으면 나중에 몸이 조금 나른해진다거나 두통이 오는 경우도 있으므로, 이미지 훈련을 마칠 때에는 반드시 각성 동작을 해 주시기 바랍니다.

이미지 훈련의 회수는 하루에 2~4번 정도가 좋습니다. 일주일에 한 번 정도는 이미지 훈련 종료 직후에 머리 속에 떠올려 보았던 광경을 스케치해서 그림으로 남겨 두는 방법도 권장하고 있습니다. 도화지에 크레파스로 그림을 그리면 그 이미지가 보다 선명해져 이미지 훈련 효과도 상승하게 됩니다.

그리고 투병 중인 환자들의 경우, 효과를 올리기 위해서는 이미지 훈련을 매일 실시하는 것이 중요합니다. 그러기 위해서는 제일 가까운 가족들과 함께 이미지 훈련을 해 보시기 바랍니다. 그러면 오랫동안 계속 할 수 있게 될 뿐 아니라, 본인과 가족이 힘을 모아서 질병이라는 난관을 극복하고자 하는 마음의 유대감도 돈독해질 것입니다.

이미지 훈련 중에 졸면……

저는 강연회에서 이미지 훈련에 대해 설명할 때 참석자 모두에게 실제로 이미지 훈련을 체험할 기회를 드립니다. 우선 눈을 감고 몸의 힘을 빼고 긴장을 풀게 합니다. 그리고 해안에 앉아서 바다를 바라보고 있는 이미지, 바다 속을 헤엄치는 열대어의 이미지를 조용히 이야기해 줍니다. 그러면 보통 두세 분 정도가 졸기 시작합니다. 이런 경우에는 단순히 잠을 자는 행위가 되어 버릴 뿐 이미지 훈련의 효과는 없습니다. 그래서 제가 한 번은 주의를 주었습니다.

"조금 전 제가 해안 이미지를 머리 속에 떠올려 보라고 했을 때 졸고 계신 분이 있었습니다. 해안 이미지 훈련에 한창 열중하고 있을 때 졸면 상당히 위험합니다. 왜냐하면 조는 사이에 바닷물이 점점 차 올라서 자칫하면 물에 빠지게 될 수도 있거든요."하고 협박을 했던 것입니다.

그러자 아까 졸던 사람이 손을 번쩍 들고서,

"저는 아무리 졸아도 괜찮습니다. 물에 빠질 염려는 없어요."

"왜죠? 이미지 훈련 도중 졸면 파도가 밀려 와서 파도에 휩쓸려 버리고 말 텐데요?"

"아니, 그런 일은 없습니다. 왜냐하면 전 지금 배 안에서 노를 젓고 있었거든요."

졸음을 배 젓는 행위에 결부시킨 재치있는 대답에 회장이 온통 웃음바다로 변한 것은 말할 필요도 없겠지요?

이미지 훈련을 통해 얻을 수 있는 효과는 다음과 같습니다. 킬러 세포가 건강해지고 심리적인 효과는 물론 숙면을 할 수 있게 되고 피로도 쉽게 풀리며 식욕이 왕성해지고 몸의 컨디션이 좋아지는 등의 생리적인 효과도 나타나게 됩니다. 이미지 훈련은 부작용이 전혀 없으므로 여러분도 꼭 실천해 보시기 바랍니다.

가이드 테입을 활용하자

저는 암투병 중인 환자들이 이미지 훈련에 쉽게 숙련될 수 있도록 '가이드 테입'을 개발하고 있습니다. 이 테입을 들으면서 지시하는 순서대로 이미지를 떠올리는 것이므로 많은 사람들이 빨리 익숙해 질 수 있으며, 보다 선명하게 이미지화 할 수 있다는 평가를 받고 있습니다.

가이드 테입은 각각 15분 분량이며, 종류는 '열대어 이미지', '손오공 이미지', '졸졸 흐르는 시냇물 이미지',

'내 안의 조언자 이미지', '스마일 웨이브'의 5가지입니다(참고로 말씀드리면 스마일 웨이브 테입은 웃음소리만 녹음되어 있습니다. 이미지 훈련 방법은 설명서에 자세히 적혀 있습니다).

이 가운데, '내 안의 조언자 이미지'는 난관이나 문제 해결법에 대한 이미지 훈련이므로 매일 실행하실 필요는 없습니다. 보통 일주일에 2~3회 정도 실시하는 것이 좋고 일상 생활에서 필요하다고 느끼실 때 하시면 됩니다.

'열대어', '손오공', '졸졸 흐르는 시냇물', '스마일 웨이브'를 하루에 한 번씩 각 테입을 들으면서 실행하면 아침, 낮, 밤, 취침 전, 하루에 네 번의 이미지 훈련을 다양한 내용으로 질리지 않고 계속할 수 있습니다. 얼마 안 있어 그날 그때에 가장 하고 싶은 이미지를 자연스럽게 알게 되므로 그대로 실행하시면 됩니다.

이런 식으로 가이드 테입을 들으면서 선명한 이미지를 떠올릴 수 있게 된다면, 이번에는 본인에게 맞는 내용의 이미지를 한 번 창작해 보는 것은 어떨까요?

※) 가이드 테잎은 한국 내에서는 아쉽게도 시판되고 있지 않습니다. 하지만 명상 테잎 등을 활용하면 같은 효과를 얻을 수 있을 것 같습니다.

28. 고급편 80동작 참선요가
정경스님 저

고급편 80동작 참선요가는 어느정도 수련을 거친 중급자 이상의 수련자들을 배려한 참선요가의 완결편. 참선요가의 본질적인 목적이 한층 더 심도있게 다루어지고 있다.

• 신국판/값 9,000원

29. 한방으로 풀어본 성인병과 노인병 그리고 양생법
김양식 지음

인체가 노쇠해지면서 생겨나는 각종 성인병·노인병에 대한 임상 소견과 처방법, 그리고 예방법을 집중적으로 다루고 있다. 저자의 오랜 강의 경험과 진료 경험을 바탕으로 독자들은 책을 읽는 것이 아니라 진료를 받는 효과를 느낄 수 있을 것이다.

• 신국판/값 10,000원

30. 기공마사지
만탁 치아 저/김경진 옮김

기공 연구의 세계적인 권위자 만탁 치아의 비전도교 기공 해설서. 소주천 명상법, 치유육성, 신체 각 부위의 마사지 기법, 비전의 양생법 등이 누구라도 쉽게 터득할 수 있게 풀이되어 있다. 만탁 치아 기공의 특징이 그러하듯, 기공의 간단한 원리를 응용하여 질병을 치료하고 몸과 마음의 건강을 되찾는 방법이 이 책에도 소개되어 있다.

• 신국판/값 8,000원

★ 성의 비밀
닉 더글라스 저/이의영 옮김

성과 신비주의적 체험을 바탕으로 한 카마수트라·탄트라·만트라·소녀경 등 동서고금의 성 체위에 대한 600여 컷의 도판을 게재하였고, 인도, 네팔, 티벳, 이집트, 중국, 일본 등에서 2천 년간 전설로 여겨져 왔던 성의 비밀을 적나라하게 밝히고 있다. 이 책은 성의 세계적인 백과사전이라 할 수 있다.

• 국배판/값 18,000원

○ 하남 무술총서

和의 合氣道
윤익암 저

합기도의 원조인 일본 '아이기도' 무술을, 오랜 세월 무도인의 길을 걸어온 저자가 현지에서 직접 배우고 돌아와 국내 최초로 도장을 운영하며 아기도의 모든 기술을 망라하여 엮은 책이다. 1500여 컷의 사진을 실어 독학 수련이 가능하게끔 구성되어 있다.

• 4×6배판/값 18,000원

○ 기타

낙타는 왜 날개가 없을까
아이드리스·샤 저/박지명 옮김

이 책의 깊이 있는 이야기들은 해학과 삶의 지혜와 미학을 보여준다. 삶에 대한 깊은 명상의 결과로 나온 동화와 우화들은 일상을 살아가는 데 활력을 제공한다.

• 신국판/값 3,800원

미래적응기업
앨빈 토플러 저/조일광 옮김

시대의 변화에 따라 어떤 대기업이라도 그 영업기술, 사내 구조, 기업 사명, 존재의 의의를 다시 생각하지 않으면 안될 위기가 닥쳐왔다. 미국의 대전화공사(ATT)를 예로 들어 변하지 않으면 생존해 갈 수 없음을 암시하며, 여러 드라마틱한 실예를 들어 비전을 제시하고 있다.

• 신국판/값 3,000원

배짱에서 뇌짱기질로
김상목 저

스트레스와 스트레스의 의식구조를 극복하기 위해서는 '배짱'보다는 이성적 사고력을 발휘하는 '뇌짱'기질이 더 요구된다. 멋진 인생을 살기 위해 힘써야 하며, 인생의 성공과 행복을 일깨워준다.

• 신국판/값 5,000원

600년 빛과 향기의 흔적, 서울
김창식 저

자신이 있는 곳, 자신의 주변이야말로 최상의 사진 촬영 장소이다. 저자는 2년여 동안 서울의 숨겨진 비경을 추적해 300여 컷의 작품을 책에 남기고 있다. 풍경에서 인물까지 소재의 다양함은 물론 각 작품별 촬영데이터를 공개하고, 창작된 특수기법을 자세하게 소개하고 있어 사진인들에게 좋은 자료가 될 것이다. 또한 중, 대형 뷰카메라 테크닉 설명은 저자의 경험을 옮긴 것으로, 국내 사정상 귀한 자료가 될 것이다.

• 4×6배판/304쪽 올컬러/값 24,000원

○ 근간예정도서

나에게 다가오는 행복
혜경 스님 지음

작은 사물과 사건들에 대한 깊은 사색과 명상의 지혜를 담담히 독자들에게 전달하는 에세이. 현실을 각박하게 살아가는 사람들이 잠시 호흡을 가다듬고 주변을 돌아볼 수 있는 이야기들이 담겨 있다.

• 신국판/값 미정

※ 우편 판매 가능

하남출판사 서울시 종로구 관훈동 198-16 TEL : 02)720-3211 FAX : 02)720-0312
・http://www.hnp.co.kr   ・E-mail : hanam@hnp.co.kr

○ 수행을 위한 책

1. 그대는 누구인가
슈리 푼자 저/김병채 옮김

먼저 그대 안에 있는 참 나를 보라. 그러면 그대는 그대 속에 있는 참 나가 나 속에 있는 참 나와 다르지 않음을 알게 될 것이다. 그것은 같은 참 나이다. 그때 그대는 그대 안과 내 안에 있는 참 나가 다른 모든 곳에도 있음을 보게 될 것이다.
· 신국판/값 8,500원

2. 무엇이 깨달음인가
슈리 푼자 저/김병채 옮김

"마음의 고요가 깨달음이다."
그대가 그대의 참 나로 되돌아올 때 이것이 깨달음이요, 해방이요, 자유이다. 참 나를 알게 되면 그대는 모든 것을 알게 된다. 이 깨달음 내에 있으면 온 우주가 그대 안에 있음을 알게 된다. 온 우주는 그대 안에 있다. 그대가 우주이다.
· 신국판/값 8,500원

3. 내 영혼을 만나는 바깥
오오이 미츠루 저/김보경 옮김

젊은 의학자의 정통 구도체험 수행 소설. 완전한 상태라는 '쿤바카(숨이 멈춰진 상태)'를 이루는 체험기.
· 신국판/값 7,000원

○ 도교비전 수행법

1. 자가치유 건강법 (소주천 수련)
만탁 치아 저/이연화 옮김

소주천 수련의 비전적 기법과 아울러 자신의 내부에 있는 자기 치유 에너지를 증폭시키는 소주천 순환 명상법이 알기 쉽게 담겨져 있다.
· 신국판/값 7,000원

○ 거북이 시리즈

1. 질병 정복, 동양 게놈 프로젝트 28체질로 쉽게 풀이한 동의수세보원
백승헌 저

사상의학의 원전 동의수세보원은 금세기 첨단 게놈 프로젝트를 꿰뚫어보고 있었다. 최초로 주역과 음양오행론을 합치시켜 동의수세보원을 완벽하게 풀이한 28체질론은 6단계 체질분석을 통해 체질개선·두뇌개발·운명개척을 가능케 한다.
· 신국판/값 10,000원

2. 세상이 즐거워지는 3분 요가의 기적
미야마 사토시 저/최병련 옮김

전철·버스·사무실·공원 등 언제 어디서 누구라도 할 수 있는 심신 단련법으로 바쁘게 사는 사람들이 건강을 되찾고, 삶의 활력을 느낄 수 있는 책!
· 신국판/값 9,000원

3. 氣의 건강법
하야시마 마사오 저/최병련 옮김

만성병에서 마음의 병까지 치료하는 데 도움을 주는 술목욕법·모발의 노화방지법·수면법·정력 증강법 등 일반인들이 할 수 있는 많은 건강법들이 소개된다.
· 신국판/값 7,500원

4. 아이의 건강체조
라마라 메이어 저/편집부 역

탄생에서 5세까지 어린이의 건강과 지능 발달을 돕도록 연구된 어린이 건강 마사지·체조 등이 단계적으로 엮어 있으며, 어린이 응급처치법도 소개된다.
· 신국판/값 3,800원

5. 쾌족 건강법
이시쓰카 다다오 저/최병련 옮김

발이 건강해야 몸이 건강하다. 현대인들은 모르고 그냥 지나치는 사이 발을 혹사하고 있다. 이 책에서는 발에 맞는 신발을 고르는 법부터 각종 발을 위한 건강비법들을 소개하고 있다.
· 신국판/근간·값 미정

6. 마음으로 따라하는 무심행 선체조
배규원 저

선체조는 몸과 마음이 질병과 해로운 환경으로부터 자연스럽게 벗어나는 방법을 수련자에게 가르쳐주는 그야말로 자연스러운 운동법이요 치료법이다. 남녀노소 자신의 체력에 알맞은 만큼의 운동량을 받아들여 몸과 마음을 진실되게 만들 수 있다.
· 신국판/값 9,000원

7. 태극권 강좌
이찬 저

태극권의 이론과 실기를 사진과 보법도 등을 사용하여 독자들이 보고 따라할 수 있게 자세한 동작 설명이 되어 있다. 또한 일반인들은 건신 12단금(기체조)만 하여도 자신의 건강은 지킬 수 있을 것이다.
· 신국판/값 8,500원

8. 마음이 인생을 살아간다
황하룡 저

어려움과 괴로움을 감사와 기쁨으로 바꿀 수 있는 유연하고 강한 마음과 몸을 일깨워 주며, 생활 속의 지혜를 구하고 마음과 마음을 이어주는 인간관계를 이끌어 준다.
· 신국판/값 7,000원

9. 선도기공단전호흡
김영현 저

상고시대부터 전해 내려온 우리 고유의 전통 심신 수련법으로서 단전 호흡을 통하여 우주 곳간에 충만해 있는 '기(氣)'를 마시고 '도(道)'를 터득해 신선의 경지에 이르게 한다.
· 신국판/값 8,000원

10. 성도인술(남성편)
만탁 치아 저/권성희 옮김

이 책에서는 사정을 억제하여 남성의 성 에너지를 '생명 에너지'로 환원시키는 비법과 아울러 성 에너지의 배양법이 소개된다.
· 신국판/값 10,000원

11. 행운의 보석건강요법
마한비르풀리 저/박지명·이승숙 옮김

보석을 올바르게 사용하면 돈, 명예, 건강, 행복이 저절로 따라오게 된다. 이 책은 보석의 올바른 사용법과 신체에 미치는 영향을 소개한다.
• 신국판/값 6,500원

12. 눈이 점점 좋아지는 책
M.R 버렛 저/이의영 옮김

미국, 일본 등지에서 화제가 되고 있는 최신의 시력회복 테크닉으로 근시에서 녹내장에 이르기까지 완벽하게 치료하는 기적의 새로운 Eye Training법을 그림과 함께 소개한다.
• 신국판/값 6,000원

13. 기공강좌
박인현 저

음양학설을 중심으로 기공의 기초이론, 기초수련법과 양생장수술을 직접 체험하여 그 효과를 느끼ㅏ도록 하였으며 경락학설, 음양학설, 오행학설, 주역, 고립과학설, 간단한 치료법, 현대 과학으로써의 기공 등을 소개한다.
• 신국판/값 8,000원

14. 차크라
하리쉬요하리 저/이의영 옮김

탄트라 요가의 지침서. 컬러 화보는 탄트라 경전에 수록된 것의 모사본으로 수행자들이 명상을 할 때 절대적으로 필요한 자료이다. 청각과 시각을 함께 이용한 탄트라는 평온한 상태에서 심신 단련을 할 수 있다.
• 신국판/값 8,000원

15. 젊음을 되찾는 기적의 건강법
박지명 편저

이 책은 티벳과 인도에 고대로부터 전해 내려오는 젊음의 샘의 비밀 행법체조로 5가지 체조법만으로 근육, 뼈, 신경, 내장 기관 및 내분비선 등에 단시일 내에 놀라운 효과를 볼 수 있게 된다.
• 신국판/값 6,000원

16. 성도인술(여성편)
만탁 치아 저/권성희 옮김

낭비되고 있는 여성의 성에너지(난자)를 '생명에너지'로 전환시키는 고도의 테크닉이 소개된다. 즉 소주천 수련을 통한 성에너지 배양과 축적이 이 책의 핵심이며 요체이다.
• 신국판/값 10,000원

17. 실내 트레이닝
코모리 요시사다 저/정명회 옮김

자투리 시간을 활용하여 직장에서는 물론 TV를 보면서도 가능한 트레이닝 기법으로 전 코스를 무리하게 할 필요없이 두세 가지만 골라서 끈기 있게 실행하면 좋은 효과를 얻을 수 있다.
• 신국판/값 7,000원

18. 죽을 병이 아니면 다 고친다
김창무 편저

필자는 이십여 년에 걸친 간병 경험을 통하여 임상적으로 연구, 터득한 각종 요법을 실생활에 적용토록 상술. 64가지 식품의 민간요법과 처방비법을 소개, 자가치료를 시도하는 이들에게 좋은 안내서가 될 것이다.
• 신국판/값 6,500원

19. 생활 속의 다이어트
김용 저

이 책은 비만 문제에 대한 그동안의 여러 연구들이나 전승되어온 방법들, 그리고 속설들까지 총체적으로 분석하여 과학적, 체계적으로 다루었으며 각 가정에서 틈나는대로 부분별 살빼기를 할 수 있는 생활 기체조를 소개하고 있다.
• 신국판/값 6,500원

20. 동양의학의 기원
박희준 저

주역과 황제내경은? 동양의학과 주역은 어떤 관계에 있는가? 황제내경에는 동양의학사 3천 년의 지혜가 응집되어 있는가? 동양의학은 5천 년 이상의 전사를 가지고 있음을 이 책을 통해 확인할 수 있다.
• 신국판/값 9,500원

21. 신비의 쿤달리니
리 사넬라 저/방건웅・박희순 옮김

이 책은 미국의 정신과 전문의가 자신의 경험과 환자들의 경험 및 임상 사례 등을 모아 서술한 책으로 요가・명상・기공・단전호흡・기도・참선 등을 수련하는 수행자들이 겪는 신체적 영적 현상들을 체험 사례와 임상 경험을 통해 포괄적으로 안내한다.
• 신국판/값 8,500원

22. 정자 태극권
정만청 저/이찬 옮김

氣를 단전에 모아 부드럽고 고요하게 수련하는 비전의 태극권 요결을 공개하고 태극의 음과 양을 동작의 허와 실로 대비, 설명하여 실전에 바로 적용할 수 있게 하는 氣수련서. 건강과 호신을 자연스럽게 익히게 된다.
• 신국판/값 10,000원

23. 선도기공시술법
김영현 저

氣수련자는 기공시술로 일반인은 지압과 마사지・교정법 등을 이용하여 가정에서 병의 증상에 따른 진찰과 치료를 할 수 있게 한 책으로 사진과 그림이 이해를 돕고 있다.
• 신국판/값 12,000원

24. 참선요가
정경스님 저

몸과 마음의 균형을 통해 생활의 활력을 되찾는 참선요가. 현대인들의 불규칙한 일상이 야기시킨 인체의 비정상적인 상태를 정상화시켜 원래의 순수한 인체로 되돌리는 참선요가의 수련 방법이 사진과 함께 자세히 설명되어 있다.
• 신국판/값 9,000원 • 비디오 별매 /값15,0000원

25. 인도명상여행
박지명 저

인도의 실체는? 이 책의 저자는 인도에 오랫동안 머물며 인도의 고대에서 현대에 이르기까지 철학・종교・문화를 폭넓게 연구, 정리하여 인도의 진면목을 이 책에서 보여주고 있다.
• 신국판/값 10,000원

26. 풍수와 건강궁합
유경호 저

모든 불치병과 사고의 원인은 조상의 묘를 잘못 쓴 데 있다. 묘에 수맥이 지나가면 자손이 화를 입는다. 지도만 보고 명당을 찾는 초능력적인 풍수와 신비의 혈토를 찾는 비결을 공개하고 있다.
• 신국판/값 8,000원

27. 불가기공
비로영우스님 저

이 책은 불가(佛家)에서 비전되어 오던 최상승 기공을 소개하고 있으며, 누구라도 쉽게 익힐 수 있게끔 사진과 함께 자세한 설명을 하고 있다. 안신을 통한 안심법, 의료기공공법, 지능계발공법 등 다양한 기공의 원리와 수행 방법이 소개된다.
• 신국판/값 15,000원

우편엽서

보내는 사람
이름
주소

□□□ - □□□

받는 사람

한남출판사

서울 중로구 관훈동 198-16호 남도빌딩 302호
TEL · 02)720 - 3211 FAX · 02)720 - 0312
홈페이지 · www.hmp.co.kr E-메일 · hanam@hmp.co.kr

1 1 0 - 3 0 0

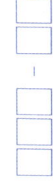

우편요금
수취인 후납 부담
발송 유효기간
2000. 6. 15~2002. 6. 14
광화문 우체국
제21011호

회원번호 :

성   명 :

성   별 :

직   업 :

생년월일 :   (음력, 양력)

전   화 :

구입한 서점 및 소개지 :

하남출판사는 건강을 위한 좋은 책만을 고집합니다.
본 카드를 보내 주시면 정기회원으로 자동으로 가입되며, 각종 건강 프로그램 참여 및 통신 판매시 할인 혜택을 드립니다.

이 엽서는 하남출판사 편집, 기획, 영업의
귀중한 자료가 됩니다.

:::하남출판사

1. 구입한 책 (   )

2. 이 책을 구입하게 된 동기
   ① 서점에서 우연히 (표지, 제목, 내용) 눈에 띄어서
   ② 주위의 권유로 (로부터)
   ③ 광고를 보고 (신문잡지명 :   )
   ④ 보도기사를 보고 (신문잡지명 :   )
   ⑤ 기타

3. 이 책에 대한 소감
   ① 내용이 기대만큼 ㉠만족이다 ㉡보통이다 ㉢불만족이다
   ② 책 제목이 ㉠잘 되었다 ㉡그저 그렇다 ㉢잘못되었다
   ③ 편집 체제가 ㉠잘 되었다 ㉡그저 그렇다 ㉢잘못되었다
   ④ 글자 크기가 ㉠크다 ㉡알맞다 ㉢작다
   ⑤ 책 표지가 ㉠잘 되었다 ㉡그저 그렇다 ㉢잘못되었다

4. 그동안 보신 하남출판사의 책은

5. 하남출판사에 바라는 말씀

○ 21세기 지역 경쟁력 시리즈

1. 경쟁하는 힘

인간의 경쟁은 사회공동체, 이 책은 경쟁사가 있는 인간의 경쟁이 원인을 탐색하고, 그 원인 등에서 비롯된 경쟁력의 원천 동력과 그 동기를 밝힌다.

부드러운 지/바가지판 총장
• 4×6 배판양장/값 8,000원

2. 인간경영하기

이 누구에게든지 마찬가지로 인간에 대한 기본적인 이해가 필요하다. 가족, 친구, 이웃, 사회관계에 있어 이 책은 인간 경영에 대한 접근을 할 수 있는 사상과 정립되었다.

부드러운 지/바가지판 총장
• 4×6 배판양장/값 12,000원

3. 스트레스 풀기

스트레스의 원인과 증상을 분석해 풀어가는 자기요법으로, 스트레스를 푸는 방법이 일목요연하게 이해시키고, 가지 제시되었다.

부드러운 지/바가지판 총장
• 4×6 배판양장/값 8,000원

4. 웅기

용기의 고전적 의미로, 용기에로, 용기에서, 용기에서, 용기에서, 용기에서, 용기에서, 용기에서, 용기에서, 용기에서, 용기에서 고전적에 대해 체계적으로 서술하였다.

용기에 시대마다 고전에서 지/바가지판 총장
• 4×6 배판양장/값 12,000원

5. 자신감 갖기

자신감 없는 예의도는 자신감 개발은 물론 못지 있는 자유로움, 여유로움, 방향성의 확보 및 성공지 필요 등 여러 가지 사고개발을 따른다.

어느를 스스로에게 지/바가지판 총장
• 4×6 배판양장/값 13,000원

6. 에너지 충전장

인간의 에너지는 정신적으로 우러나오는 개인 사고에 대한 이 관계를 통해, 무한 용기에서 기(氣)를 충전할 수 있는 방법을 제시한다.

바나는 꿈에게 지/바가지판 총장
• 4×6 배판양장/값 8,000원

○ 처세 시리즈

1. 가정은 어느덧지기

인간·사업·가정 모두를 위한 삶과 전략한 성공하는 가정을 위한 기본이다. 가정이 화목해야 인성이 마르게 되고, 가정에서 어떻게 하면 화목할 수 있는 지 세세한 과정부터 이론을 통해 꾀도한다.

가족 어느덧지 지/용인대 총장
• 실로있음/값 7,500원

○ 기업 안의 시대

1. 누구에도 정한다

인간은 경쟁의 조합에서 생겨간에 소개하는 사람과 기업 등에 속에서 태어나 살아가고 죽어간다. 〈이길〉, 〈살아남〉, 〈살아이기〉, 〈강하기〉 자나는 것에 대해 이 책은 〈사상자〉, 〈이건자〉, 〈강한자〉, 기자 세계를 변화〈조용한〉으로 살아가길 가려친다.

이인지·조형사 공지
• 실로있음/값 9,000원

이너 건강도서 안내

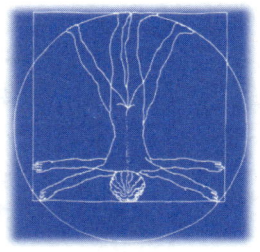

체중 덜게 하지 않는 운동으로 살, 건강관리 비결

서울 종로구 관훈동 198-16(남도빌딩 302호)
TEL : 720-3211 · FAX : 720-0312
http://www.hnp.co.kr

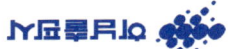

6

킬러 세포를 건강하게 만드는 뇌내 물질의 비밀

뇌내 물질 멜라토닌 …171
멜라토닌이 킬러 세포를 건강하게 만든다 …174
멜라토닌의 암 치료 효과 …179
멜라토닌은 수술 후의 재발을 방지한다 …183
멜라토닌을 증가시키는 라이프 스타일 …186

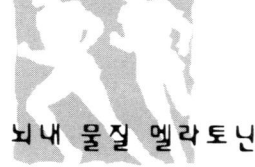

뇌내 물질 멜라토닌

1996년 2월, 당시 엄청난 화제를 모았던 어느 의학 서적을 끝까지 읽고 나서, 저는 흥분한 나머지 처음부터 다시 읽으면서 이런 글을 쓴 적이 있습니다.

"멜라토닌으로 진행암을 치료할 수 있을지 모른다는 가설이 드디어 현실로 나타나게 되었다!"

이 화제의 책은 바로 『기적의 호르몬 멜라토닌』(러셀 J. 라이터, 죠우 로빈슨 공저)입니다.

이미 알고 계신 분도 많겠지만, 멜라토닌은 우리 뇌 속에 있는 송과체가 분비하는 호르몬입니다. 송과체는 옥수수 알맹이 정도 크기의 작은 기관으로서 인간의 몸 속에서 제일 먼저 만들어지며, 불과 임신 3주만에 확인할 수 있습니다.

지금까지는 송과체의 중요성에 대해 주목하는 사람이 거의 없었고 진화의 흔적에 지나지 않는다는 이유로 쓸모없는 기관으로서 거의 무시되어 왔습니다. 송과체에서 멜라토닌이라는 물질이 분비된다는 사실은 이미 알려져 있었지만, 멜라토닌의 작용에 대해서도 개구리의 피부색을

희미하게 해 준다는 정도만 알려져 있었을 뿐입니다.

그런데 의학계에서 거의 무시를 당해 온 멜라토닌이 생체 유지에 절대적으로 필요한 기능을 갖추고 있다는 사실이 차츰 밝혀지게 되었습니다. 즉 멜라토닌은 밤 사이에 송과체에서 뇌 속으로 분비되어 숙면, 생체 리듬 조절, 스트레스 완화, 면역력 향상, 유해 활성 산소 억제, 암 치료 효과 증강, 노화 방지 등의 여러 가지 작용을 한다는 사실이 알려지게 되었습니다. 그리고 멜라토닌은 소아기에 가장 많이 분비되고 연령이 높아질수록 감소하며, 50세 이상부터는 10세 때의 10분의 1이하로 분비량

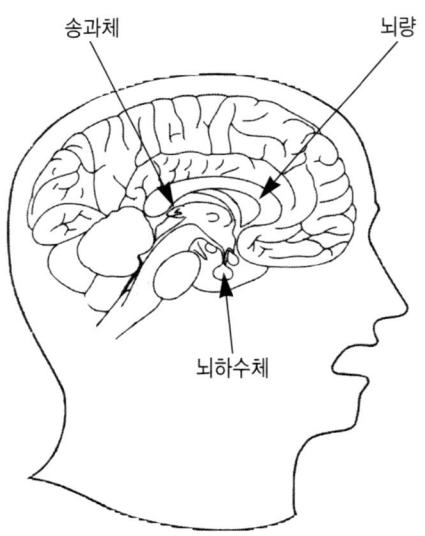

송과체는 뇌의 정가운데 위치한다

이 떨어진다고 합니다.

일찍이 중국의 진시황제가 불로장생의 명약을 찾아다녔다는 이야기가 있지만, 근래 들어 멜라토닌은 젊음을 되찾을 수 있는 현대의 묘약으로서 구미에서 큰 명성을 떨치고 있습니다.

세간의 이목을 끌게 된 것은 1993년 메사츄세츠 공과대학 교수가 실시한 수면 효과에 관한 실험 때문이었습니다. 충분한 수면을 취한 젊은이들에게 멜라토닌 0.1그램을 복용하게 한 후 낮잠을 자게 했습니다. 수면을 충분히 취한 상태에서는 낮잠을 자려고 해도 좀처럼 잠이 오지 않는 게 보통인데, 놀랍게도 멜라토닌을 복용한 피험자들은 쉽게 깊은 잠에 빠져들었습니다.

이상의 실험 결과는 미국 전역의 불면증 환자들을 매우 기쁘게 했습니다. 그와 전후해서 시차 해소에도 효과가 있다는 사실이 밝혀져, 이미 약국 등에서 한 병에 10달러 정도에 판매되던 멜라토닌(미국에서는 처방전 없이 살 수 있다)을 사려는 사람들로 장사진을 이루었다고 합니다. 불면증으로 고민하는 사람은 물론 제트기로 이동하는 여행객, 비행기 탑승자들에게 멜라토닌은 어느 새 없어서는 안 될 상비약으로 자리를 굳히게 되었습니다.

저도 예전에는 미국 여행을 할 때 시차로 많은 고생을 했었습니다. 그런데 2년 전 뉴욕행 비행기 안에서 현지

시간 23시에 맞춰 멜라토닌을 복용하기 시작해서 체류 기간 내내 계속해서 복용을 했습니다. 그 결과, 14시간의 시차가 있는 뉴욕에서 전혀 시차를 느끼지 못하고 지낼 수 있게 되어 상당히 놀랐던 적이 있습니다.

암 투병자는 물론 불면증에 시달리는 사람들에게 멜라토닌이 유효하다는 사실은 분명합니다. 그러나 무엇보다도 저를 기쁘게 한 것은 멜라토닌이 킬러 세포를 활성화시키는 작용을 한다는 사실이었습니다.

멜라토닌은 킬러 세포를 건강하게 만든다

멜라토닌이 면역력과 스트레스에 미치는 작용에 대해서는 수면 효과 등과 함께 아주 오래 전부터 알려져 있었습니다. 1977년, 동물의 송과체를 잘라 내면 면역계를 담당하는 흉선(심장을 덮는 듯 그 위에 위치한 작은 장기로서 면역 세포 제조 공장이라고 할 수 있다. 43페이지 참조)이 축소된다는 실험 결과가 보고되어 있습니다. 이 사실을 가장 먼저 발견한 조지 마에스트로니와 그의 공동 연구자들은 멜라토닌과 스트레스 및 면역계와의 관계를 다음의 실험을 통해 완벽하게 증명해 보였습니다.

쥐에게 멜라토닌을 투여하는 그룹과 투여하지 않는 그룹으로 나눈 뒤, 치사량에 가까울 정도로 많은 양의 바이러스를 주입했습니다. 그리고 하루에 몇 시간씩 상자에 가두어 스트레스를 받게 한 다음 생존율의 차이를 관찰했습니다. 그 결과 멜라토닌을 투여하지 않은 그룹의 대부분의 쥐가 10일 이내에 죽은 것에 비해, 멜라토닌을 투여한 그룹은 바이러스의 공격에 저항하여 대다수가 살아남았습니다(도표⑪-스트레스로부터 면역 시스템을 지켜주는 멜라토닌).

최종 생존율은 멜라토닌 투여군이 82퍼센트, 멜라토닌

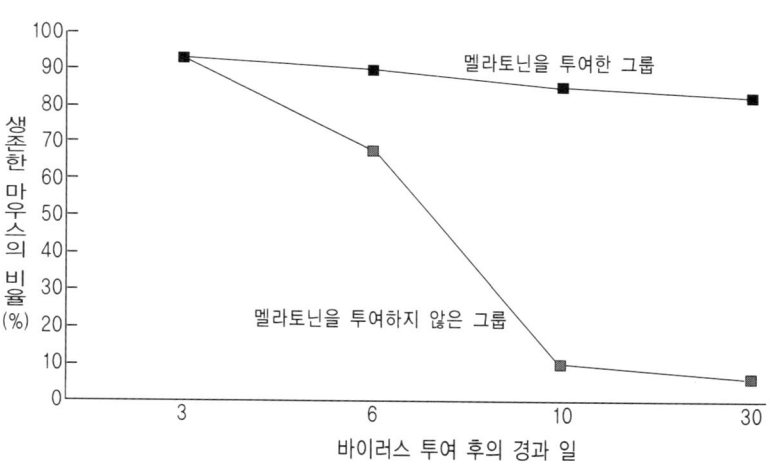

《도표 11》 스트레스로부터 면역 시스템을 지켜주는 멜라토닌

비투여군은 겨우 6퍼센트인 것으로 나타났습니다. 이 사실을 통해 멜라토닌에게는 스트레스 완화 작용과 면역계를 보호하는 작용이 있는 것으로 판명되었습니다.

그리고 1995년 마에스트로니와 앨리오 콘티는 멜라토닌이 면역 세포의 하나인 헬퍼 T세포와 함께 작용한다는 사실을 발견했습니다. T세포에 대해서는 제1장 뒷부분에서 이미 설명 드린 바 있지만, 여기서 좀 더 자세한 설명을 드리겠습니다.

면역 시스템의 주역인 T세포에는 크게 두 종류—바이러스 등의 이물질에 대한 공격을 담당하는 킬러 T세포와 면역 시스템을 지휘하는 헬퍼 T세포—가 있습니다. 골수에서 만들어진 T세포는 흉선에서 훈련을 받고 성숙해진 후에야 비로소 면역 시스템의 주역으로서 활동할 수 있게 됩니다. 물론 흉선에서 킬러 T세포는 공격력을 익히고 헬퍼 T세포는 작전 지휘 능력을 훈련받음으로써 실력을 닦아 나갑니다.

성숙한 킬러 T세포와 헬퍼 T세포가 완벽하게 힘을 합쳐서 세균과 바이러스 등의 외적에 대항해서 싸우게 됩니다. 이때 헬퍼 T세포는 면역 시스템의 다른 세포들의 작용을 조정하면서 킬러 T세포가 충분히 실력을 발휘할 수 있는 환경을 만들어 줍니다. 그런데 만약 헬퍼 T세포의 도움 없이 킬러 T세포 혼자서 싸우게 된다면 이길 승

산은 거의 없다고 할 수 있습니다. 마치 아군과의 통신이 차단된 일개 소대가 아무런 지원도 받을 수 없는 고립된 상태에서 무모한 싸움을 치르는 것과 같은 경우라고 볼 수 있습니다.

헬퍼 T세포는 작전을 지휘하기에 앞서, 먼저 세포 간 조절 인자로 불리는 사이토카인(인터루킨4 등)을 만들어 냅니다. 사이토카인의 자극을 받은 면역 시스템의 다른 세포들은 헬퍼 T세포의 작전 의도를 파악한 후 전쟁터로 향합니다.

마에스트로니와 콘티는 작전의 참모이기도 한 헬퍼 T세포의 표면에 멜라토닌을 상대하는 리셉터가 존재한다는 사실을 발견했습니다. 이 발견을 통해 헬퍼 T세포의 표면에 멜라토닌이 결합함으로써 도표⑫(멜라토닌은 헬퍼 T세포를 자극한다)에서 볼 수 있듯이, 대부분의 면역

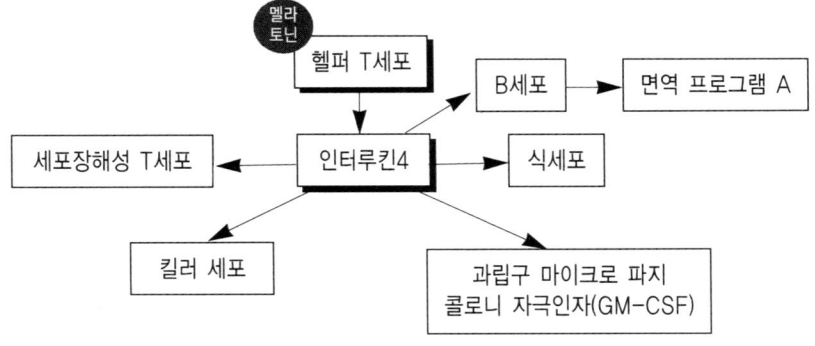

《도표 12》 멜라토닌은 헬퍼 T세포를 자극한다

시스템에 자극이 전달되어 결과적으로 면역 기능을 향상시킨다는 사실이 밝혀지게 되었습니다.

킬러 세포의 표면에도 여러 종류의 리셉터가 존재한다는 사실은 제2장 끝부분에서 휴대 전화의 비유를 통해 이미 설명 드렸습니다. 멜라토닌이 결합된 헬퍼 T세포가 방출한 인터루킨4의 자극을 킬러 세포의 표면에 있는 리셉터가 감지합니다. 그 결과 활성이 향상된 킬러 세포는 암 세포 살상 능력을 유감없이 발휘할 수 있게 됩니다.

실제로 멜라토닌을 복용함으로써 킬러 세포의 활성이 향상된다는 사실은 이미 확인되어 있습니다. 도표⑬(멜라토닌은 킬러 세포를 증가시킨다)은 멜라토닌의 효과를

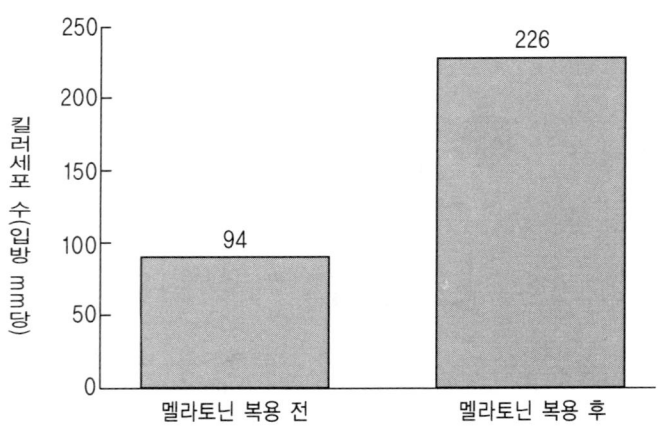

《도표 13》 멜라토닌은 킬러 세포를 증가시킨다

나타내는 데이터입니다. 6명의 건강한 젊은 사람들에게 2개월 동안 매일 밤 2밀리그램의 멜라토닌을 복용하게 했더니 복용 전에 비해 킬러 세포의 수가 2.4배나 증가했습니다.

멜라토닌의 암 치료 효과

멜라토닌을 복용함으로써 암 치료 효과를 증강시킬 수 있다는 사실을 시사하는 수많은 자료들이 보고되고 있습니다.

도표⑭(멜라토닌은 면역 요법의 효과를 증대시킨다)는 멜라토닌의 면역력 증대 방법을 나타낸 데이터입니다. 파올로 릿소니는 1990년 임상 실험을 통해 암 면역 요법만을 실시한 경우와 암 면역 요법과 멜라토닌을 병용한 경우의 면역 능력의 변화를 비교해 보았습니다.

암 면역 요법은 면역력을 높여서 암을 치료하는 방법으로서, 위의 임상 실험에서는 인터루킨2(사이토카인의 일종)를 사용하였습니다. 인터루킨2 만을 사용한 면역 요법(40명)에 비해 멜라토닌을 병용한 경우(90명)가 킬러 세포를 비롯한 T림프구 등, 모든 점에서 면역력이 확실히

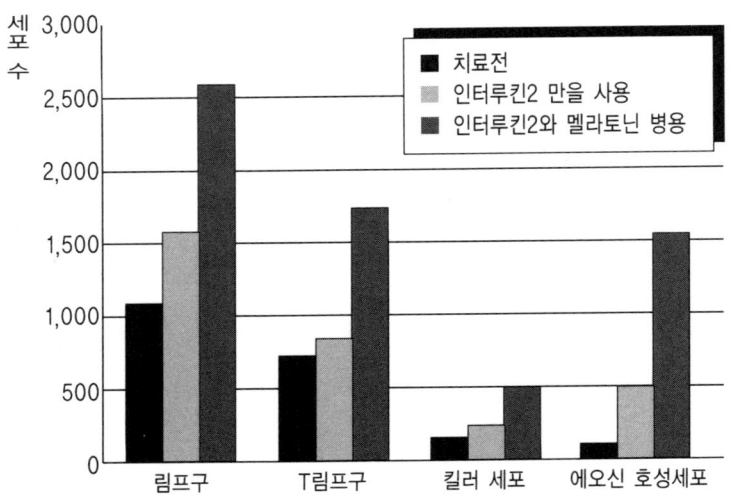

《도표 14》 멜라토닌은 면역 요법의 효과를 증대시킨다

상승한 것으로 나타났습니다.

릿소니 연구팀은 다시 80명의 암 환자들을 대상으로 인터루킨2 단독 치료 그룹과 멜라토닌 병용 그룹으로 나누어 암 치료 효과를 비교했습니다. 그 결과 멜라토닌을 병행한 그룹에서 놀랄만한 효과가 나타났습니다.

먼저 1년 후의 생존율 비교 조사에서는 인터루킨2 만으로 치료한 그룹의 생존율이 15퍼센트였던 것에 비해 멜라토닌을 병용한 그룹은 46퍼센트로 3배 가량 높게 나타났습니다. 다음으로 종양 억제 효과를 비교해 보았습니다. 단독 치료 그룹은 겨우 2퍼센트의 환자들만 종양의 성장이 억제된 것에 비해 병용 그룹에서는 종양이 완전히 사라진 3명의 환자를 포함해서 27퍼센트의 환자들에게서 확실한 종양 억제 효과를 찾아볼 수 있었습니다. 즉 멜라토닌을 병용함으로써 3배의 생명 연장 효과를 올리게 되었고, 종양 억제 효과도 13배나 증강되는 놀라운 결과를 얻게 된 것입니다.

릿소니 연구팀은 1994년, 폐암 환자 60명을 대상으로 기존의 화학 요법(시스플레틴+에트포시드)을 처방한 그룹과 인터루킨2와 멜라토닌을 병용하는 그룹으로 나누어 비교하는 임상 실험도 실시했습니다.

실험 결과, 약 1년 후의 생존율은 화학 요법 그룹이 19퍼센트였던 것에 비해 인터루킨2와 멜라토닌을 병용한 그룹은 45퍼센트로 나타났습니다. 치료 후의 경과가 별로 좋지 않았던 진행성 폐암에도 불구하고 멜라토닌 병용 그룹이 2배 이상의 성과를 올렸습니다. 위의 임상 실험에서도 멜라토닌의 병용이 우수한 효과를 발휘한다는 사실이 밝혀졌습니다.

또한 호르몬 조절 요법이 효과적인 유방암, 전립선암 환자들에게 멜라토닌을 병용함으로써 치료 효과가 현저하게 상승한 많은 사례들이 보고되고 있습니다.

실제로 저도 암 치료에 멜라토닌을 병용할 것을 권장하고 있으며, 현재 50명 이상의 환자들이 복용하고 있습니다. 복용량은 10~20밀리그램 정도입니다(하루에 한 번 자기 전). 효능은 개인에 따라 약간의 차이는 있지만 멜라토닌을 복용함으로써 자각 증상의 완화, 컨디션 회복, 숙면, 정신적 안정 등의 효과가 나타나고 있습니다.

　암 치료 효과에 있어서도 기타 다른 면역 요법이나 호르몬 요법, 그리고 킬러 세포를 건강하게 해 주는 '삶의 보람 요법'(제7장에서 기술) 등과 멜라토닌을 병용함으로써 아주 좋은 결과를 얻고 있습니다. 특히 유방암과 전립선암의 경우 놀라운 회복 사례와 장기간에 걸친 진전 사례를 보이고 있습니다. 현재 위험한 부작용은 전혀 없는 것으로 분석되고 있습니다.

　멜라토닌은 보통형과 서방형(徐放型)의 2종류로 나누어집니다. 주로 해외 여행을 통해 많은 사람들이 사 오는 멜라토닌은 보통형으로서 복용 후 약 30분 만에 혈중 농도가 절정에 이르게 되어 즉시 몸밖으로 배출되어 버립니다. 한편 서방형은 6시간에 걸쳐 혈중 농도가 일정하게 유지되므로 효과가 장시간 지속됩니다. 서방형은 밤 사이에 뇌 안에서 생리적 작용에 의해 증가하는 멜라토닌의 패턴에 가깝다고 할 수 있습니다. 따라서 저는 암 치료에는 서방형 멜라토닌이 적절하다고 생각합니다.

멜라토닌은 수술 후의 재발을 방지한다

멜라토닌의 암 치료 효과에 대한 연구를 진행해 온 릿소니는 동료 페르난도 블리비오와 함께 멜라토닌이 수술 후의 재발을 방지하는 기능을 갖고 있는지에 대해 알아보려고 다음과 같은 임상 실험을 실시했습니다.

진행성 직장암 수술을 앞둔 환자 35명에게 수술 전 3일 동안 매일 밤 20밀리그램의 멜라토닌을 복용하게 하여 멜라토닌을 복용하지 않은 진행성 직장암 환자 수술 그룹과 비교·검토해 보았습니다.

먼저 수술 후의 면역력을 조사해 보았더니, 멜라토닌을 복용한 그룹이 그렇지 않은 그룹에 비해 훨씬 높은 것으로 나타났습니다. 그리고 2년 후의 재발률을 다시 조사해 보았습니다. 멜라토닌을 복용하지 않았던 그룹의 40퍼센트가 재발한 것에 비해 복용한 그룹의 재발률은 절반인 20퍼센트에 그친 것으로 나타났습니다.

제3장의 끝 부분에서도 말씀드렸지만, 암 수술 자체가 암 전이의 원인이 되는 경우가 있습니다. 수술로 암 부위를 제거할 때 어떠한 원인으로 암의 일부가 혈관 속으로 밀려들어가게 됨으로써 암 세포가 혈류를 타고 다른 부위로 운반되고, 그곳에서 증식하여 전이암으로 발전할 가능성이 있습니다.

수술에 대한 스트레스로 인해 환자의 면역력이 저하되고 킬러 세포의 암 세포 살상 능력도 약해져 있는 상태이므로, 그만큼 전이암의 위험성은 높아지게 됩니다. 결국 릿소니 연구팀의 임상 실험은 멜라토닌을 복용함으로써 저하된 면역력을 회복·상승시키려는 목적으로 실시된 것입니다. 그 결과 그들이 기대했던 대로 멜라토닌을 복용함으로써 수술 후에 면역력을 높이고 암 재발의 위험을 줄이는 데 성공할 수 있었습니다.

저도 수술을 앞 둔 환자들에게는 수술 전부터 멜라토닌을 복용할 것을 권하고 있습니다. 이를 실천한 사람들 모두가 멜라토닌의 복용 효과에 대해 수술의 고통도 적고 회복도 빨랐다고 증언하고 있습니다. 수술을 진행한 외과 의사도 이렇게 말하고 있습니다.

"수술 부위가 빨리 아무는 데다 흉터도 남지 않고 깨끗해집니다. 정말 보기 드문 케이스라고 할 수 있습니다."

또한 멜라토닌에 의한 면역력 증강 효과를 가장 먼저 밝혀 낸 조 마에스트로니와 앨리오 콘티는 멜라토닌이 항암제의 부작용을 경감시킨다는 사실도 보고하고 있습니다. 이들은 1994년, 항암제 에토포시드와 멜라토닌을 병용하여 쥐에 투여한 결과 골수에 대한 부작용이 경감된다는 사실을 실험으로 증명했습니다.

현재 치료에 사용되고 있는 항암제의 대부분은 정상적인 골수에 손상을 입히는 부작용을 낳고 있습니다. 골수는 뼈의 중심부의 공동(주: 空洞-신체 조직 내에서 괴사로 인해 그 부분이 배출되고 난 후에 생긴 구멍)을 가득 채우고 있는 황색 혹은 적색의 부드러운 조직으로서 적혈구·백혈구·혈소판 등을 만드는 작용을 합니다. 골수에 이상이 생기면 백혈구를 비롯한 면역 세포가 만들어질 수 없게 되어 세균 등에 감염될 확률이 높아집니다. 결국 멜라토닌으로 항암제의 부작용을 경감시킬 수 있다면 항암제의 치료 효과를 최대한 살리는 것도 가능하다고 할 수 있겠죠?

이와 같이 멜라토닌에는 항암제의 부작용을 경감시키는 효과는 물론 스트레스 완화, 면역력 향상, 암치료 효과의 증대 및 수술에 의한 재발 방지, 그리고 자연적인 숙면제로서의 효과가 있습니다. 암 치료에 뛰어난 능력을 발휘하는 멜라토닌이 우리 나라의 암 치료 현장에서 전혀 사용되지 않는다는 사실은 참으로 유감스러운 일이 아닐 수 없습니다.

멜라토닌의 기능을 모두 살펴본 결과, 멜라토닌이 암을 예방하는 효과를 갖고 있을 거라는 생각은 누구나 하게 되실 겁니다. 실제로 지금까지의 연구에 의하면, 공업국 여성들이 유방암에 걸릴 위험성이 5배나 높은 이유는 교대 근무 등으로 인해 밤낮이 바뀐 생활이 멜라토닌의 분비에 혼란을 일으키기 때문이라고 합니다. 또한 스웨덴의 캐롤린스카 연구소가 실시한 조사에 의하면, 실명자의 발암률이 일반인보다 30퍼센트 낮은 것은 시각(視覺)이 24시간 내내 밤과 똑같은 상태를 유지하므로 뇌 안의 멜라토닌 농도가 높아지기 때문인 것으로 나타났습니다.

멜라토닌을 증가시키는 라이프 스타일

현재 미국에서는 처방전 없이도 약국에서 멜라토닌을 쉽게 구할 수 있습니다. 그러나 아직 우리 나라에서는 후생성(보건 복지부)에서 허가하고 있지 않기 때문에 개인적인 방법을 통해서만 입수가 가능한 상황입니다.

암 치료의 목적으로 복용할 경우에는 서방형 멜라토닌이 가장 좋고, 암 예방 등의 건강이 목적일 경우는 송과체에서 분비되는 멜라토닌의 양을 증가시키는 것도 좋은 방법입니다. 그럼 이제부터 멜라토닌의 분비를 증가시키는 라이프 스타일을 소개해 드리겠습니다.

도표⑮(멜라토닌이 다량 함유된 식품)는 음식물 중에

함유되어 있는 멜라토닌의 양을 러셀 J. 라이터 연구실에서 조사한 것입니다. 동물의 실험을 통해서 이 식품들을 섭취하기만 해도 혈액 속의 멜라토닌의 농도가 상승하는 것으로 밝혀졌습니다. 쌀, 토마토, 바나나, 쑥갓 등 우리가 평상시에 먹는 식품에 멜라토닌이 다량 함유되어 있다는 것은 정말 고마운 일입니다.

《도표 15》 멜라토닌이 다량 함유된 식품

식품	멜라토닌(pg/g)
귀리	1,769
옥수수	1,366
쌀	1,006
생강	583
토마토	500
바나나	460
보리	378
무우순	657
아시타바	623
쑥갓	417

그밖에 일상 생활에서 유의해야 할 점에 대해 『기적의 호르몬, 멜라토닌』에서 발췌한 내용을 정리해 보았습니다.

- 낮 동안에는 가능한 밝은 곳에서 지내도록 한다.
- 밤에는 밝은 조명에 노출되지 않도록 한다.
- 잠은 충분히 자도록 한다.
- 명상이나 이미지 훈련을 실시한다.
- 칼슘, 마그네슘, 비타민B6이 풍부한 음식을 먹는다.
- 전자 렌지, 전기 장판 등의 전자파를 피한다.
- 금연 및 적당한 양의 음주 습관을 들인다.

암을 이겨내는 '삶의 보람 요법'

암 치료는 마음먹기에 달렸다 …191
우울증에 걸리지 않도록 하는 것도 암을 고치는 중요한 방법 …195
우울증을 치료하는 모리타 요법 …200
삶의 보람 요법의 탄생 …204
삶의 보람 요법 5가지 기본 방침 …210
죽음의 불안에 대처하는 3가지 기본 방침 …217
삶의 보람 요법의 구체적 학습법 …222
삶의 보람 요법의 3가지 효과 …225
미국에서도 효과를 올리고 있는 모리타 요법 …233
상하이 항암구락부; 병에 걸려도 병자는 되지 말라 …239
암과 싸우며 일본 열도를 도보 횡단한 만담가 …242
암 환자도 꿈에 도전할 권리가 있다 …243
북·남미 최고봉에 도전한 유방암 투병자들 …250
'환자들이여, 암과 싸우지 말라!'에 대한 의문 …254

암 치료는 마음먹기에 달렸다

지금까지 설명 드린 것처럼 킬러 세포의 활성을 높일 수 있는 방법에는 여러 가지가 있습니다. 우선 첫째 웃음을 활용할 것, 둘째 이미지 훈련(Image Training)을 실천할 것, 그리고 마지막으로 삶의 보람을 갖고 매일 매일을 적극적으로 살아가는 것입니다.

이상의 웃음, 이미지 훈련, 삶의 보람이라는 세 개의 주춧돌을 기반으로 해서 만들어진 것이 바로 제가 오랜 세월 끊임없이 연구해 온 '삶의 보람 요법'입니다.

삶의 보람 요법이라는 명칭에서 어떤 종교적인 깨달음을 연상하시는 분도 계시겠지만 그렇게 복잡하고 어려운 이야기를 하려고 하는 것이 아닙니다. 삶의 보람 요법은 암이나 난치병 등의 난관에 직면했을 경우, 이에 수반되는 불안 및 죽음의 공포에 능숙하게 대처할 수 있는 방법을 배우는 심리학적 학습 프로그램입니다. 즉, 개인적인 입장에서 위기 관리법을 배움으로써 본래 인간이 갖고 있는 자연 치유력을 이끌어 내도록 하는 것입니다.

태어나면서부터 인간이 갖고 있는 자연 치유력으로 암

이 치료될 가능성이 있다는 사실은 앞에서 이미 말씀 드린 자연 퇴축에 관한 실례를 통해서도 증명되고 있습니다. 암 환자 스스로가 위기에 능숙하게 대처함으로써 킬러 세포의 활성을 높이고 자연 치유력을 향상시킬 수 있다면, 암과 싸워 이길 가능성도 높아진다고 할 수 있습니다.

그러기 위해서는 암이나 난치병에 직면했을 때, 얼마나 긍정적인 사고 방식으로 하루하루를 적극적으로 살아가는가에 관한 문제가 중요한 관건이 됩니다.

영국 왕립대학의 키이스 페팅게일 의사 연구팀은 10년에 걸쳐 암에 대한 환자의 마음가짐과 생존율의 관계를 조사했습니다.

유방암 환자 69명을 대상으로 수술 후 3개월이 경과한 시점에서의 심리 상태를 기준으로 다음의 네 그룹으로 나누어 추적 조사를 실시했습니다.

❶ 암과 맞서 싸우기로 결심한 그룹 – 암이라는 진단 결과를 받아들이고 암과 싸워 나가기로 결심합니다. 결과에 대해서는 낙관적입니다.

❷ 병을 부정한 그룹 – 암이 아닌 것처럼 행동하거나 암에 걸렸다는 사실은 인정해도 건강 상에는 별 이상이

없다는 듯이 행동합니다.

❸ 냉정하게 받아들인 그룹 – 자신의 운명을 받아들이고 결과에 대해서는 운명에 맡긴다고 생각할 뿐, 주어진 상황을 바꾸려는 노력은 하지 않습니다.

❹ 절망감과 무력감에 빠진 그룹 – 진단 결과에 대해 모든 희망을 버리고 완전히 포기해 버립니다.

각 그룹의 10년 후의 생존율을 조사해 보았더니, '이대로 포기할 수는 없어. 어떻게 해서든 고치고 말거야!'라는 투쟁심으로 대응한 그룹 ❶의 생존율이 가장 높은 것으로 나타났습니다. 그리고 절망감에 빠져 있던 그룹 ❹의 생존율이 가장 낮았으며, 그룹 ❶의 생존율은 그룹 ❹보다 4배나 높은 것으로 나타났습니다. 생존율이 높은 순서대로 나열하면 다음과 같습니다.

1. 적극적인 자세로 암과 맞섰던 그룹 ❶
2. 병을 부정한 그룹 ❷
3. 냉정하게 수용한 그룹 ❸
4. 절망감에 빠져 있던 그룹 ❹

암을 냉정하게 받아들인 그룹에 비해 암을 부정한 그룹의 연명(延命) 비율이 높은 것에 대해 의외라는 반응을 보일 수도 있겠지만, 사실은 냉정하게 받아들인 그룹의 절망의 정도가 더 컸기 때문이라고 볼 수 있겠지요. 암을 일단 냉정하게 받아들이기는 했지만 감정을 컨트롤하는 방법을 몰랐던 데다가 운명으로 받아들이려고 해도 계속 밀려드는 불쾌감을 떨쳐 버릴 수는 없었던 것입니다. 절망감과 무력감에 빠져 있던 그룹도 이와 비슷한 양상을 보였습니다.

현실을 냉정하게 받아들이는 것은 매우 중요한 일입니다. 그러나 암에 걸렸다는 현실을 받아들인다고 해도 포기하지 말고, 현재 자신이 할 수 있는 만큼 최선을 다해서 살아가려는 적극적인 자세가 필요하다고 할 수 있습니다.

이 점에서는 투쟁심으로 맞서 싸웠던 그룹은 단순한 낙관주의자가 아닌 오히려 현실주의자에 가깝다고 할 수 있습니다. 이 사람들은 스스로 여러 가지 치료법을 찾아 검토해 보고 의문점을 찾아 나가면서 자신의 인생과 치료 방침에 책임을 다하는 태도를 보였습니다. 또한 전적으로 의사에게만 의지하지 않고 가능한 한 열심히 살아가려고 하는 적극적인 자세를 갖고 있었습니다.

이처럼 증상이 같은 환자라도 본인의 마음가짐에 따라 예정보다 오래 사는 사람과 그렇지 않은 사람 등 개인차가 나타나는 것으로 밝혀졌습니다. 확실히 '병은 마음에서 비롯된다'고 할 수 있습니다. 암에 걸리더라도 절대 포기하지 않고 맞서 싸우는 적극적인 자세가 킬러 세포의 활성을 높이고 자연 치유력을 향상시키는 것입니다.

우울증에 걸리지 않도록 하는 것도 암을 고치는 중요한 방법

'병은 마음에서 비롯된다'는 말은 고대 그리스 시대부터 전해 내려오는 말입니다. 인간의 심리 상태가 병의 발생이나 진행, 수술 후의 경과에 깊이 영향을 준다는 사실은 아주 오래 전부터의 경험을 통해 알려져 있습니다. 그리고 현재에 와서는 정신신경 면역학 및 역학(병의 원인이나 발생 조건을 통계적으로 밝히는 학문)의 발달로 인해 그 구조의 대부분이 밝혀지게 되었습니다.

예를 들어, 2장에서 서술한 바와 같이 배우자의 사망으로 심한 정신적 충격을 받은 사람이 암에 걸리는 확률은 정상인의 5~10배나 됩니다. 이 자료는 '병은 마음에서 비롯된다'는 말을 역학적으로 증명하고 있습니다. 그리고 앞에서 말한 연쇄암 현상이 일어나는 원인 중의 하나가 바로 킬러 세포의 활성 저하입니다. 정신신경 면역학의 연구에 의하면 킬러 세포의 활성 저하는 슬픔이나 우울증 등의 정신적인 마이너스 상태에 의해 발생하는 것으로 밝혀졌습니다.

이와 같이 정신적인 마이너스 상태로 인해 발병하는 가장 전형적인 케이스가 우울증입니다. 미국 일리노이 대학의 패스키 의사 연구팀은 2,020명의 직장인 남성을 대상으로 우울증과 암의 관계를 조사했습니다. 먼저 MMPI(미네소타 다면적 인격 검사)에서 우울증 진단을 받은 집단과 정상인 집단을 비교·검토해 보았습니다. 10년 동안에 암에 걸릴 위험성은 우울증 집단이 정상인 집단보다 다소 높은 정도였지만, 17년 후의 암에 의한 사망률은 우울증 집단이 정상인 집단에 비해 약 2배나 상승한 것으로 나타났습니다. 이 조사 결과 역시 우울증이라는 정신병이 암 등의 다른 병을 일으킨다는 사실을 역학적으로 증명해 주었다고 할 수 있습니다.

그리고 스티븐 록 박사 연구팀은 111명의 대학생을 대상으로 MMPI 점수와 킬러 세포 활성도의 관계에 대해 조사했습니다. 그 결과 정상(MMPI 점수가 낮음) 판정을 받은 학생의 킬러 세포 활성도가 우울증(MMPI 스코어가 높음) 진단을 받은 학생에 비해 현저히 높았습니다.

다시 말해, 암을 예방하고 암을 악화시키지 않는 중요한 방법 중의 하나가 바로 킬러 세포의 활성을 저하시키는 결과를 가져오는 '우울증'에 걸리지 않도록 노력하는 것입니다. 그런데 유감스럽게도 암에 걸린 사람이 우울증에 걸릴 확률은 매우 높은 것으로 알려져 있습니다. 일반적으로 우울증에 걸리는 사람의 비율은 인구의 5퍼센트 전후인 것에 비해, 암 환자의 경우는 45~55퍼센트의 높은 비율을 차지하고 있습니다.

그러나 다행히 우울증은 조기에 발견해서 약물 치료 등으로 적절하게 대처하면 나을 수 있는 병입니다. 주위 사람들이 우울증을 조기에 발견해서 빨리 손을 쓴다면 웬만한 증상은 치료로 낫게 되는 간단한 병이라고 할 수 있습니다. 그럼에도 불구하고 현실적으로 암 환자의 우울증은 아무렇지도 않게 그냥 지나쳐 버린다는 문제점을 안고 있습니다.

이러한 현상이 나타나는 이유는 보통 암 치료가 암에 감염된 장기(臟器)와 관련된 전문가에 의해 이루어지기 때문입니다. 다시 말해, 위암은 소화기과, 자궁암은 산부인과 의사가 치료한다는 식의 단편적인 의료 체제가 문제입니다.

가령 암 환자가 정신적으로 불안정한 상태를 보이더라도 오랫동안 불면증에 시달리거나, 자살하고자 하는 의욕이 강하거나, 아니면 손을 쓰지 못할 정도로 아주 심각한 상태가 아닌 이상, 우울증을 전문적으로 담당하는 심리 치료 내과(心療內科)나 정신과 의사에게 치료받을 것을 권하지 않습니다. 암 환자가 정신적으로 불안정한 상태에 있어도 담당 의사나 가족들은 암에 걸린 환자가 의기소침해 하는 것도 무리는 아니라든지, 체력이 떨어져서 기력을 상실한 것이라는 식으로 생각해 버린다는 게 문제입니다. 이 때문에 우울증의 발견이 종종 늦어져 버리는 사태가 발생하게 되는 것입니다.

이미 말씀 드린 대로 우울증은 그렇게 특별한 병은 아닙니다. 암 등의 위독한 병에 걸렸을 때나 이혼이나 유산 등으로 과도한 정신적 스트레스를 받았을 경우, 대부분의 사람들이 우울증에 걸려도 이상하지 않을 정도로 보편적인 병입니다. 정신과 의사들 사이에서 '우울증은 마음의 감기 같은 것'이라고 말하는 사람도 있을 정도입니다. 무엇보다 다음의 사실을 기억해 두시기 바랍니다.

우울증에 걸리면 이전과 비교해서 성격이 갑자기 변하거나 불면 상태가 계속된다거나, 또는 보는 것마다 비관적으로 말한다거나 의욕이 없어지고 무엇에 대해서도 흥미나 관심을 잃어버리는 징후가 나타납니다. 이런 증상을 보이는 사람에게 '힘내세요!'라고 격려하는 것은 오히려 병을 악화시키기만 할 뿐 별로 좋지 않습니다. 우선은 휴양을 권하는 동시에 전문의와의 상담을 통해 대책을 강구해 보는 것이 중요합니다.

대학병원에서 수술이 불가능하다는 선고를 받은 췌장

암 환자 Y씨(65세, 남성)가 불면증의 고통을 견디다 못해 부인과 함께 저의 병원을 찾아오셨습니다. 암, 그것도 말기라는 진단을 받은 Y씨가 삶의 의욕을 잃은 것은 당연했습니다. Y씨는 병에 대한 걱정으로 밤에도 잠을 이루지 못하고 하루하루를 불안한 마음으로 지내다 보니 아무것도 손에 잡히지 않는다고 호소해 왔습니다. 진단 결과는 초기 우울증이었습니다. 저는 Y씨에게 당분간 휴양한다는 생각으로 푹 쉴 것을 권해드린 후, 항우울제와 신경안정제를 복용하도록 했습니다.

2주 후에 다시 병원을 찾은 Y씨는 꽤 건강해 보였습니다. 약 효과가 좋았는지 밤에도 편히 잘 수 있게 되었고 취미인 프라모델 제작도 다시 시작하게 되었다며 밝은 표정으로 이야기했습니다. 문제의 췌장암도 급속한 진전을 보이지 않았고 증상도 안정된 상태였습니다.

만약 우울 증세를 보인다는 사실을 눈치채지 못하고 그대로 방치해 두었다면 우울증에 의해 킬러 세포의 활성이 저하되어 췌장암의 진행이 빨라졌을 지도 모릅니다. Y씨의 부인이 평소와는 다른 남편의 행동을 발견함으로써 빨리 대처할 수 있었던 케이스입니다.

우울증을 치료하는 모리타 요법

암을 예방하고 암과 싸워 나가기 위해서는 우울증에 걸리지 않도록 주의하고, 적극적인 플러스 사고를 갖는 것이 무엇보다 중요하다는 사실을 이해하셨으리라 생각합니다. 그럼 플러스 사고를 하는 생활에 익숙해지려면 어떻게 해야 할까요?

'항상 플러스적인 사고를 하도록 노력하면 된다'라는 식의 간단한 문제가 아닙니다. 왜냐하면 아무리 플러스 사고를 계속한다고 해도 막상 병에 직면하게 되면 불안감이 끊임없이 밀려오기 때문입니다. 불안이나 죽음의 공포와 대치했을 경우 아무리 낙천주의적인 사람이라도 플러스 사고를 계속한다는 것은 결코 쉬운 일이 아닙니다. 오히려 늘 플러스적인 부분만을 보아왔던 사람은 불안한 현실에 어떻게 대처해야 할지 몰라서 갑작스런 공포를 느끼게 될 수도 있습니다. 프랑스 속담에 '아무 것도 모르니까 웃을 수 있는 것이다'라는 말이 있습니다. 말 그대로 암이나 다른 질병의 현실에 직면하게 되면 누구나 불안을 느끼게 되는 것입니다.

문제는 불안의 존재 자체가 아니라 불안에 압도되어 버린다는 겁니다. 불안을 잘 극복해 낼 수 있으면 암이나 죽음의 공포에도 대처할 수 있고 우울증에 걸리는 일도 없을 것입니다. 이를 위한 아주 효과적인 방법이 바로 일본에서 만들어진 모리타 요법(林田療法)입니다.

모리타 요법은 17년 전에 도쿄자혜의전(東京慈惠醫專) 정신과 모리타 마사타케 교수에 의해 개발되어 정신병의 치료에 큰 성과를 올린 치료법으로 세계적으로도 그 유례를 찾아볼 수 없는 독창적인 것입니다. 모리타 요법에서는 '있는 그대로'를 수용하는 경지에 대해 설명하며, 불안이나 죽음의 공포에서 벗어나는 방법에 있어서 다음과 같은 독자적인 방침을 정하고 있습니다.

모리타 요법에서는 삶에 대한 욕망이라는 플러스 사고와 죽음의 공포라는 마이너스 사고를 같은 정신적 근원에서 발생한 것으로 봅니다. 그리고 양자(兩者)는 질적으로는 같고 단지 방향성이 다른 정신 에너지라고 생각합니다. 다시 말해, 완전히 정반대의 정신 활동처럼 보이는 삶의 욕구와 죽음의 공포는 모두 인간이 보다 멋진 삶을 살아가기 위한 본능에서 비롯되는 것으로서 인간이 살아가는데 반드시 필요한 것입니다. 우선 이러한 시점에서 불안과 죽음의 공포를 긍정하는 것에서부터 시작합니다.

보통 불안과 죽음에 대한 공포의 감정은 불쾌한 것이므로 있어서는 안 되는 것으로 생각하기 쉽습니다. 이것을 아무리 마음에서 없애려고 해도 인간의 본능의 일부인 이상 마음에서 쫓아낼 수는 없습니다. 오히려 쫓아내려는 헛된 노력을 하면 할수록 점점 불안이나 죽음의 공포 쪽으로 신경을 집중하게 되어 더욱더 심한 공포에 사로잡혀 괴로워하게 되는 것입니다.

삶에 대한 희망과 죽음의 공포라고 하는 것은 사람의 본능에서 기인하며 시소처럼 서로 균형을 유지하며 존재하는 것입니다. 그런데 불안과 죽음의 공포라는 마이너스 부분만을 배제하고 플러스 사고만 확대시키려고 하면 오히려 균형을 잃고 맙니다.

예를 들어, 심장 발작을 일으킬지도 모른다는 불안감 때문에 비행기 타는 것을 두려워하는 정신적 불안 증상을 보이는 사람이 있습니다. 일단 출발하면 한동안 멈추지 않기 때문에 심장 발작을 일으켜도 구급차를 부를 수 없다는 생각에 불안해서 견딜 수가 없다는 것입니다. 이와 같은 정신적 불안 증상에 시달리는 사람은 실제로 심장 발작을 일으켜 몇 차례 응급실에 실려 가는 일이 생깁니다. 그러나 정밀 검사를 해 봐도 심장에는 아무런 이상이 없고, 다만 정신적인 불안감 때문에 심장 발작과 비슷한 증상을 일으키게 되는 것입니다. 따라서 더욱 심한 불안에 사로잡히게 되어 점점 비행기를 탈 수 없게 되는 악순환을 반복하게 됩니다.

그래서 모리타 요법에서는 불안을 사람의 본능에서 기인하는 자연스러운 감정이기 때문에 억지로 배제할 것이 아니라고 생각합니다. 또한 사람의 감정은 날씨와 같아서 발생하면 곧 사라져 버리는 것으로서 인간의 의지로는 변화시킬 수 없는 것입니다. 어떤 감정을 없애려고 노력하면 반대로 그 감정 속으로 더욱 깊이 빠져들기 마련입니다.

이 점을 명심하시고 불안과 죽음에 대한 공포감을 없애려는 노력은 더 이상 하지 않도록 하십시오. 그리고 좀 더 행복하게 살아가고 싶다는 희망을 안고 오늘 하루에 지킬 수 있는 작은 목표에 몰두하시기 바랍니다. 여기서 목표는 쇼핑 등의 일상 생활이든 어느 것이나 상관없습니다. 어쨌든 중요한 것은 불안을 마음속에서 쫓아내려 하지 말고 불안을 느끼는 상태 그대로 오늘 하루를 보람있게 보내는 것입니다.

만약 병에 걸렸다고 해도 오늘 금방 죽는 것은 아닙니다. 우선 '오늘 하루는 병에 지지 않을 거야. 내일은 내일이고 오늘 하루를 잘 보내야지' 하고 하루 단위로 생각해 나갑니다. 이렇게 함으로써 불안이나 죽음에 대한 공포감이 생겨도 오늘 하루를 적극적으로 살아갈 수 있게 됩니다.

모리타 요법의 목적은 불안을 없애는 것이 아니라 불안을 느끼는 상태 그대로 적극적으로 살아가는 것입니다. 프로이드를 중심으로 하는 서구의 심리요법이 마음이라는 내적 세계의 조작을 통해 불안을 없애는 것이라면, 모리타 요법은 마음의 조작이나 불안을 제거하는 노력을 절대 하지 않는다는 점이 극히 대조적이라고 할 수 있습니다.

삶의 보람 요법의 탄생

원래 모리타 요법은 입원 치료가 원칙이며 최소한 1개월은 소요되는 치료법입니다. 우선 입원해서 처음 일주일 동안은 병실에서 아무 것도 하지 않고 단지 침대에 누워 있기만 합니다. TV와 책도 보지 않고 면회나 전화도 금지하며, 식사할 때와 화장실에 갈 때를 제외하고는 꼼짝 않고 그대로 누워있는 것입니다. 이 상태를 전문적인 용어로 '절대 와욕(臥褥)'이라고 합니다(96페이지 참조).

처음 2~3일 동안은 '아~아무 것도 안 하니까 너무 편하다'라는 생각으로 지내지만, 4~5일 정도 지나면 슬슬 지겨워지기 시작합니다. 그리고 일주일 정도 되면 무언가 하고 싶다는 마음이 들기 시작합니다.

여기서 다음 단계, 즉 절대 와욕에서 실내에서 할 수 있는 가벼운 작업으로 옮깁니다. 처음에는 서류를 정리해서 철하는 등의 간단한 작업부터 시작합니다. 지금까지는 이처럼 단순한 작업은 귀찮아서 하고 싶다는 생각도 들지 않았을 겁니다. 그러나 입원 후, 아무 일도 안 하면서 일주일을 지냈기 때문에 심심풀이를 위해 간단한 일이라도 열중하기 시작합니다. 그리고 조금씩 무언가 하고 싶다는 삶의 의욕이 일게 됩니다. 어쨌든 무엇인가 하고 싶다는 생각이 들기 때문에 불안이나, 고민, 잡념 등이 조금씩 없어지게 됩니다.

그러는 사이 실내에서 생활하는 것이 지겹게 느껴지고, 빨리 밖으로 나가고 싶다는 생각이 들게 됩니다.

3주째부터는 밖으로 나가서 인쇄 및 제본 작업 등 몸을 움직이는 작업을 하게 됩니다. 이 시기는 삶에 대한 의욕이 상당히 강해져 있는 상태이므로 열심히 일에 몰두합니다.

4주째는 제초 작업이나 청소 작업 등으로 일의 수준을 한층 높여서 여러 사람들과 접촉하게 하거나 사회 생활을 체험하게 합니다. 이렇게 4주간을 단계적으로 보내고 나면 삶에 대한 의욕이 왕성해지게 되고 정신병 증상도 상당한 진전을 보입니다.

심한 불안에 휩싸여 출근이나 통학도 할 수 없는 중증 정신병에 걸린 사람이라도 이와 같은 입원 요법을 받으면 급속히 회복되어 사회 생활로 돌아갈 수 있게 됩니다.

모리타 요법의 대상이 되는 정신병은 '죽음에 대한 막연한 불안'에서 비롯됩니다. 한편 암 환자는 죽음에 대한 현실적인 불안에 시달리고 있습니다. 암 환자가 죽음에 대해 느끼는 현실적인 불안에 어떻게 대처해 나가면 좋을까요? 암 진단을 받은 환자의 혼란스러운 마음 상태를 안정시키기 위해서는 어떻게 도와주어야 할까요? 저는 이러한 문제들에 대해 여러 각도에서 검토해 보았습니다.

그 결과, 입원을 하지 않더라도 '불안은 그대로 유지하고, 오늘 하루를 보람있게 살아간다'라는 모리타 요법의 기본 자세를 활용하면서 암 환자가 평범한 생활을 할 수 있도록 도와주는 것이 가장 중요하다는 결론에 이르게 되었습니다. 그리고 이를 위한 구체적인 방법으로서 삶의 보람 요법을 고안하게 되었습니다.

이런 과정을 통해 삶의 보람 요법에 대한 힌트를 얻게 된 것은 16년 전의 일입니다. 당시 내과 클리닉에서 암 환자를 진찰하는 일이 많았던 저는 암 치료의 여러 가지 어려움, 죽음의 시기를 단지 늦추기만 하는 치료의 허실을 신물이 날 정도로 경험했습니다. 그러다가 직장암과 투병중인 한 여성을 만나게 되었습니다. 그녀는 심한 죽음의 불안에 사로잡혀 고통스러워했고 강박 신경증과 비슷한 증상을 보였습니다. 이 상태로 그냥 두었다가는 생활 자체가 파탄에 이르고 말 것이라는 생각이 들었습니다. 그래서 강박 신경증에 효과가 있는 모리타 요법을 시도해 보기로 했습니다. 그런데 예상 외의 성과를 거둘 수 있었습니다. 암의 증상도 안정되기 시작했고, 정신적 회복에도 성공한 그녀는 암과 싸우며 나날이 건강해져 갔습니다.

모리타 요법은 정신병의 심리 상태를 '병적인' 것으로 보지 않고 건강한 사람의 불안이나 죽음의 공포가 극단적으로 발휘된 것에 지나지 않다는 관점에서 치료를 시작합니다.

그래서 저는 정신병 이외에도 암 투병자들이 느끼는 불안과 죽음의 공포를 완화시키는 수단으로서도 효과를 발휘할 수 있을 것이라는 생각에, 그 이후에도 암 치료 중인 많은 사람에게 시도해 보았습니다. 그 결과, 지금까지 정신병 치료에 효과적이라는 평가를 받아온 모리타 요법이 암이라는 현실적 위기에 직면한 환자가 느끼는 불안 및 죽음의 공포에 대한 대처법에도 유효하다는 확신을 얻게 되었습니다.

한편, 당시에는 서양의 일부 연구자들에 의해 정신신경 면역학과 정신 종양학에 대한 연구가 처음으로 시도되고 있었습니다. 이 연구를 통해, 암 치료를 받는 환자들의 심리 상태가 치료 효과 및 수술 후의 경과에 커다란 영향을 미친다는 사실이 주목을 받기 시작했습니다.

그리고 드디어 저는 사회 심리적 측면에서는 모리타 요법을, 그리고 생물학적 측면에서는 정신신경 면역학을 기초로 한 암에 대한 심신 의학적 치료법, 즉 '삶의 보람 요법'을 탄생시키게 된 것입니다.

그러나 지금까지의 사회 통념으로는 당장 내일 어떻게 될지 예상할 수 없는 암 환자들이 삶에 대한 보람을 확대시켜 나간다는 사고 방식을 이상하게 여기는 사람들도 많았을 겁니다. 그런데 정신 의학적 관점에서도 합리적인 생각이라는 사실이 이미 밝혀졌습니다.

몇 년 전, 모리타 요법 학회에서 '라이프 사이클(Life Cycle)과 모리타 요법'이라는 주제로 심포지엄을 개최한 적이 있습니다. 저도 패널리스트의 한 사람으로 참가했을 때의 일입니다. 패널리스트 몇 명이 청소년, 중년, 고령자 등의 여러 라이프 사이클 속에서의 정신건강 대해서 발표했고 저는 암에 직면한 환자들이 느끼는 삶의 보람에 대해 발표했습니다.

그러자 사회를 보던 우시지마 사다노부(도쿄자혜의전 교수) 씨가 이런 지적을 해 주셨습니다.

"암에 걸린 사람도 삶에 대한 보람을 느낄 수 있다는 것은 매우 놀랄 만한 사실이다. 그러나 잘 생각해 보면 사람에게는 인생에 두 번, 삶에 대한 의욕이 아주 왕성해지는 시기가 있다. 하나는 청년기라는 인생의 오르막길로서 장래의 포부와 희망이라는 에너지가 충실한 때이고, 또 하나는 죽음에 직면했을 때이다. 이 때에도 사람은 살고 싶다는 의욕이 강해진다고 할 수 있다."

그 후 이 지적을 뒷받침 해주는 또 하나의 사실이 밝혀지게 되었습니다. 최근 어느 국립대학의 교양학부 강의에 삶의 보람 요법을 실천 중인 5명의 암 투병자들이 '일일 대학 교수'로 초대된 적이 있었습니다. 탤런트가 '일일 소방서장'이 되는 모임 등은 자주 있지만 암 투병 중에 있는 사람들이 일일 대학 교수가 되는 경우는 좀처럼 보기 힘든 일입니다. 일일 대학 교수들은 약 300명의 학생들 앞에서 각자 자신이 암이라는 인생의 난관에 직면해서 어떻게 대처하고 있으며, 현재 어떤 '삶의 보람'에 열중하고 있는지에 대해 설명했습니다.

그날은 학생들 모두가 진지한 태도로 강의를 들었으며, 강의 후에 제출한 감상문에서도 학생들의 진지함은 잘 드러나 있었습니다. 많은 학생들이 다음과 같은 공통된 의견을 보였습니다.

'삶과 죽음에 대해 진지하게 생각해 보는 기회가 되었습니다', '우리 젊은이들보다 암 투병자들이 훨씬 커다란 삶의 보람을 갖고 있는 것 같았습니다', '저도 매일 매일을 충실하게 살아야겠다는 생각을 했습니다'.

학생들의 감상문은 청년기의 학생들보다도 죽음에 직면한 암 투병자들이 삶에 대한 보람을 훨씬 강하게 느끼고 있다는 사실을 시사해 주었습니다.

삶의 보람 요법 5가지 기본 방침

삶의 보람 요법은 다음의 5가지 기본 방침으로 구성되어 있습니다.

- 본인이 자신의 주치의라는 생각으로 병과 적극적으로 맞서 싸운다
- 오늘 하루를 살아가는 목표에 몰두한다
- 남을 돕기 위해 노력한다
- 불안, 죽음의 공포는 그대로 두고 지금 할 수 있는 일에 최선을 다한다
- 죽음을 자연의 섭리로서 받아들이고, 지금 할 수 있는 건설적인 준비를 해 놓는다

이상의 방침 가운데 첫 번째부터 세 번째까지는 삶에 대한 의욕을 환기시키기 위한 지침입니다. 질병이나 난

관에 의욕을 잃지 않도록 삶의 보람 혹은 삶의 목표를 보다 크게 부여하는 것입니다. 병에 대한 걱정만 하면서 아무 것도 하지 않고 지내는 것보다는 일이든 취미든 자신이 하고 싶은 일을 찾아서 몰두하는 것입니다. 그리고 집 주변을 청소하거나, 어린이 모임의 도우미로 일하는 등 주위에서 자신이 할 수 있는 사회 봉사 활동에 열중해 봅니다. 그러면 마음이 아주 적극적이고 낙관적으로 변한다는 것을 체험하게 될 것입니다.

삶의 보람 요법이라는 말을 들으면, '건강할 때에도 삶의 보람이 없었는데 암에 걸리고 나서 어떻게 삶의 보람을 찾을 수 있겠는가'라는 의문을 제기하시는 분들이 많은 것 같습니다. 대부분 암에 걸리면 자신은 더 이상 아무 것도 할 수 없고, 사회에 아무런 도움도 안 되며 자신의 존재 가치가 없어진다는 생각을 하기 쉽습니다.

암과 투병 중인 M씨는 1996년 10월, 모리타 요법 학회가 주최한 제14회 심포지엄에서 다음과 같은 말을 했습니다.

『저는 46세의 평범한 회사원입니다. 1986년 여름, 폐암 진단을 받고 수술 후, 1개월 반 동안 입원 치료를 받았습니다. 당시 저는 36세로 젊었고, 저축한 돈도 거의 없었으며, 아이들도 아직 초등학생으로 어렸기 때문에 생활과 장래에 대해 큰 불안감을 갖고 있는 상태였습니다. 여기에 죽음의 공포까지 더해져 심한 혼돈에 빠지게 되어 정상적인 사고가 불가능했으며, 무엇보다 무엇인가를 해야겠다는 의욕도 상실한 상태였습니다.

당시는 스스로 무슨 일이든 해야겠다는 생각을 하기보다, '나는 환자니까 주위 사람들이 나를 위해 무언가를 해 줘야 한다. 해 줄 것이다.'라는 생각만 하고 있었습니다. 수술 후, 자택 치료를 받다가 우연히 삶의 보람 요법의 존재를 알게 되었습니다.

…(중략) 그때부터 모리타 요법에 대한 학습을 시작했습니다.

'불안·공포는 살아 있는 한 누구나 갖게 되는 심리상태이며 마음의 변통으로는 아무 것도 할 수 없다. 아무리 괴롭고 힘들더라도 감정은 있는 그대로 유지하면서 눈앞에 닥친 지금 해야 할 일을 실천한다.' '어떤 일이든지 사실에 근거해서 판단하고 행동한다.' 이 두 가지 생각이 저에게는 투병 생활에는 물론, 스트레스를 많이 받는 일이나 사회 생활에서도 많은 도움이 되었습니다.

…(중략) 이렇게 해서 차츰 정상적인 사고력을 회복할 수 있게 되었다는 생각이 듭니다.

그러던 어느 날 내 자신이 추구하는 삶의 보람에 대해 의문이 들기 시작했습니다. 도대체 삶의 보람이란 무엇일까? 좀처럼 답을 찾을 수가 없었습니다. 그래도 곰곰이 생각해 보았더니 '자신 = 나 혼자서는 살아갈 수 없다'는 생각이 들었습니다.

  삶의 보람이란 살아가면서 알게 된 주변 사람들과의 관계 속에 존재하는 것이라는 결론을 얻게 되었습니다. 다시 말해 삶의 보람은 바로 가족이자, 친구이자, 지역사회와의 유대라고 할 수 있습니다.

  '가족과의 유대 속에서 생활을 꾸려나가는 것', '친구와의 신뢰 관계를 돈독히 하는 것', '지역사회에 소속되는 것', '남에게 도움이 되는 일을 하는 것' 등의 모든 일이 삶의 보람으로 이어지는 것 같습니다. 이전에는 '나는 아무 것도 할 수 없는 환자니까 주변 사람들이 나를 위해 무언가를 해줄 거야'라는 생각을 했던 자신이 현재는 '주위 사람들을 위해 내가 할 수 있는 일이 무엇일까?'라는 생각을 하게 되었습니다.

  제가 주위 사람들을 돕기 위해 어떤 일을 하고 있는지 말씀 드리겠습니다. 우선 애견 '검둥이'의 산책입니다. 개와 산책하는 것이 무슨 삶의 보람이라며 웃으실 지도 모르지만 검둥이는 저희 가족의 일원입니다. 그리고 저 자신의 건강을 위해서도 매일 아침 일찍 30분 간의 산책을 즐기고 있습니다.

  지역 사회의 여러 단체로부터 초청을 받아 투병 체험

과 삶의 보람 요법에 대해 이야기할 기회도 점점 많아지고 있습니다. 주민 회관, 보건소, 병원 주최 모임, 그리고 가끔 대학의 사회복지학과에서 강의를 할 때도 있습니다.

…(중략) 아이들에 대해서도 적극적으로 관심을 갖게 되었습니다. 전에는 아이들에 관한 일이라면 모두 아내의 몫이었습니다. 저는 운동회에도 함께 가본 적이 없었습니다. 그러나 지금은 초등학생인 아이가 활동하고 있는 야구 클럽의 위원이나 학부형회 일 등, 제가 할 수 있는 일은 책임을 맡아 일하고 있습니다.

아이의 야구 시합이 있던 날이었습니다. 중요한 시합이라서 어쩔 수 없이 근무 중에 몰래 빠져 나와 응원을 하러 갔습니다. 그런데 햇빛이 쨍쨍 내려 쬐는 뜨거운 날씨 탓에 완전히 검게 그을린 상태로 회사에 돌아가야만 했던 적도 있었습니다(웃음).

친구들과의 신뢰 관계를 돈독하게 해주는 것은 오로지 술입니다(웃음). 친구들과 한 잔 하는 것도 삶의 보람입니다(웃음). 병에 걸렸을 때, 제 자신의 일밖에 머리 속에 없던 저는 친구들에게는 '귀찮은 녀석'이었을 것입니다. 그러나 끝까지 관심을 가져 주고 걱정하며 힘이 되어 준 친구들에게는 진심으로 감사하고 있습니다.

이와 같이 가족, 친구와의 신뢰를 돈독히 하거나 지역

사회의 활동에 적극적으로 참가하는 것을 삶의 보람으로 해서 앞으로도 계속 실행해 나갈 생각입니다.』

M씨의 말처럼 삶의 보람은 그다지 특별한 일이 아닙니다. 취미나 좋아하는 일에 몰두하거나 자신이 남에게 조금이라도 도움이 된다고 생각할 수 있는 것이라면 무엇이든 좋습니다.

암에 걸린 사람도 훌륭하게 사회에 공헌할 수 있습니다. 예를 들어, 간호학교 수업 시간에 참관해서 자신의 투병 체험에 대해 이야기합니다. 자신의 아이들이나 손자 나이에 해당하는 젊은 간호학과 학생들에게 체험담을 이야기해 줌으로써 인생의 후배들에게 도움을 주었다는 생각을 하면 힘이 솟아날 것입니다. 또는 보건소 및 주민 회관 등에서 주최하는 건강 강좌나 병에 걸리지 않은 건강한 사람들에게도 질병에 대한 귀중한 체험을 이야기합니다. 역시 훌륭한 사회 공헌이라고 할 수 있습니다. 이처럼 남을 위해 2~3개월 정도 열심히 일하면 점점 건강해져 가는 자신을 느낄 수 있을 것입니다.

보통 암 체험담이라고 하면 너무나도 괴롭고 힘든 나머지 눈물을 흘리며 이야기를 하는데, M씨처럼 삶의 보람 요법을 실천하고 있는 사람들은 어떻게든 사람들을 즐겁게 해 주기 위해 많은 노력을 합니다. 간호학과 학생들에게 이야기할 때도 '어떻게든 학생들을 즐겁게 해줘야지, 간호하는데 조금이라도 보탬이 될 만한 것들을 가르쳐 줘야지' 하는 생각으로 이야기를 이끌어 나가기 때문에 상당히 재미있고 유익한 강의를 할 수 있게 됩니다. M씨의 밝고 활기찬 모습에 놀란 학생들은 잘 듣고 잘 웃어 줍니다. 학생들의 웃는 얼굴을 보면 기분이 더욱 밝아집니다.

암에 걸리더라도 가능한 한 평범하게 사는 것이 중요합니다. 단지 암이라는 질병만이 특별한 어려움을 상징하지는 않습니다. 모든 사람들이 안고 있는 가지각색 인생의 역경이나 고민과 같은 것입니다. 병에 걸리면 지금까지의 삶의 방식에서 벗어나는 경향이 있는데, 지금까지 살아왔던 것처럼 보통 때의 생활로 돌아오는 것이 가장 중요합니다. 직장인은 일터에서, 주부는 집에서, '암에 걸려도 평범하게 살아간다'는 생각으로 오늘 하루 해야 할 일에 최선을 다하는 자세가 무엇보다도 중요합니다.

죽음의 불안에 대처하는 3가지 기본 방침

삶의 보람 요법의 기본 방침 네 번째와 다섯 번째는 불안 및 죽음의 공포, 그리고 죽음 그 자체에 어떻게 대처해야 하는지를 시사해 주고 있습니다.

암에 걸리면 누구나 순간적으로 매우 심한 충격을 받아 삶의 의욕을 상실하거나 극도의 불안 상태에 빠지게 됩니다. 그러나 의학 관련 정보와 지식이 널리 보급된 지금은 가족이나 의사가 환자에게 암이라는 사실을 숨기는 경우는 거의 없습니다. 그렇다면 오히려 병명을 정확히 안 상태에서 최선의 선택을 하여 죽음의 공포에 적극적으로 대처하는 것이 바람직하다고 생각합니다.

그럼 죽음의 공포나 불안에 대처해 나가기 위해서는 어떻게 해야 할까요? 삶의 보람 요법이 권하는 대처 방법은 다음의 3가지로 요약할 수 있습니다.

첫째, '불안·죽음의 공포는 있는 그대로 유지하면서 지금 할 수 있는 최선의 행동을 한다'입니다. 그 비결은 죽음에 대한 공포감은 본능의 하나로서 인간이 안전하게 보다 멋진 삶을 살아가기 위해 반드시 필요한 것입니다. 그리고 죽음에 대한 공포의 존재 자체를 긍정하는 것에서 출발합니다. 그리고 죽음의 공포를 느낀다면 있는 그대로 흠칫 흠칫 놀라도 좋으니까 오늘 하루의 목표에 몰두하는 자세를 매일매일 실천하여 습관화하도록 합니다.

둘째, '죽음이란 지진이나 태풍처럼 인간의 힘으로는 어떻게 해 볼 수 없는 자연 현상이다'라는 사실을 이해하시기 바랍니다. 보통 인간이라면 누구나 죽음을 싫어하기 때문에, '생각하고 싶지 않아, 도망치고 싶어'라고 생각합니다. 그러나 인간은 언젠가는 죽게 되어 있으므로, 생각하는 것조차 겁내고 자꾸 도망가려고만 하면 점점 더 무서워질 뿐입니다. 따라서 더 이상 도망가지 말고 뒤돌아 죽음과 마주 서 보시기 바랍니다. 그리고 죽음을 피할 수 없는 자연 현상의 하나로 이해하고, 오늘 하루를 보람 있게 보내면 아주 만족스럽다는 식으로 생각하면 됩니다.

셋째, '자신의 죽음에 대비해서 지금 할 수 있는 건설적인 준비만은 미리 해 둘 것'. 건설적인 준비 역시 특별한 것이 아닙니다. 일의 인수인계가 무리 없이 잘 이루어지도록 평소에 정리를 해 두거나, 친한 가족·친구들에게 나누어 줄 유품을 지시해 두고, 그리고 자신이 원하는 장례의 형식을 일러주는 등, 지금 할 수 있는 준비를 미리 해 둡니다. 자신은 죽어도 가족, 친구, 사회를 위해 무언가 도움이 될 수 있는 준비를 해 두는 것입니다.

실제로 투병 중인 사람들 가운데에는 장례식에서 사람들에게 들려 줄 인사말을 테이프에 직접 녹음해 두는 사람도 있습니다.

사후 인사장을 미리 작성해 놓는 사람도 있고, 비상금 숨겨 놓은 장소를 부인에게 알려주는 재미있는 사람도 있습니다.

삶의 보람 요법은 개인 차원의 위기 관리에 관한 학습이라고 이미 설명 드렸지만, 최악의 경우에 대비하는 것은 위기 관리에 있어서의 하나의 원칙이기도 합니다. 최악의 경우를 상정하여 준비해둠으로써 어려움에 보다 적극적으로 대처할 수 있게 되고, 삶의 방식도 적극적으로 바뀌게 되는 효과도 얻을 수 있습니다.

이와 같이 죽음을 긍정한다는 점에서는 호스피스의 사고 방식과 닮은 것처럼 보일 수도 있지만, 삶의 보람 요법과 호스피스의 근본적인 사고 방식은 전혀 다릅니다. 호스피스는 죽음을 전제로 해서 죽기 전까지 하루하루를 즐겁게 보내면서 남겨진 마지막 기간 동안 인생을 정리하고 죽음을 준비하며 지내는 것입니다.

한편, 삶의 보람 요법의 기본 방침은 죽음을 전제로 하는 것이 아니라 인간은 언젠가 죽기 마련이므로 언제 죽더라도 오늘 하루를 평범하게 살아간다는 것을 기본으로 합니다. 내일 죽는다고 해도 인간의 의지로 바꿀 수 없는 것이므로 오늘 하루를 확실하게 보내면 된다는 사고 방식입니다.

인생을 80년으로 보면 20대 젊은이들에게는 앞으로

살아가야 할 시간이 많고, 70대 노인들에게는 시간이 얼마 남지 않은 것처럼 보이지만, 남겨진 시간의 길이로 오늘 하루의 가치가 결정되는 것은 아닙니다. 마흔 살의 암 환자나 20대의 젊은이, 그리고 70대의 노인에게도 오늘 하루 주어진 시간은 모두 24시간입니다. 남녀노소를 불문하고 오늘 하루는 '똑같은 가치를 지닌 하루'라는 발상이 중요합니다.

주치의에게 사정해서 후두암이라는 병명을 알게 된 Z씨(63세, 회사원)는 직장 일과 가족을 위해서는 어느 정도 준비를 해 놓았지만 강한 공포와 불안에 시달리게 되었다고 합니다. '나는 이렇게 나약한 사람이 아니었어'라며 용기를 가지려고 노력해 봤지만 공포와 불안은 점점 커질 뿐이었습니다. 몇 권의 종교 서적, 영감에 관한 책 등 이책 저책을 닥치는 대로 찾아 읽었지만 좀처럼 불안감에서 벗어나지 못하고, 결국에는 자살까지 생각하게 되었습니다.

그런 고통의 나날은 3년이나 계속되었습니다. 그러다가 우연한 계기로 삶의 보람 요법을 접하게 되었습니다. 별로 큰 기대는 하지 않고 시작했는데, 삶의 보람 요법의 프로그램에 따라 학습을 계속하는 동안에 죽음에 대한 공포가 급속도로 가벼워지더니 한때 크게 침체되어 있었던 삶의 의욕도 발병 전의 상태로 회복되었습니다.

"제가 지금까지 심한 죽음의 공포를 느꼈던 것은 인간의 부족함으로 인해 부끄러운 것들만 생각했기 때문입니다. 그래서 공포를 없앨 방법을 찾기 위해 쓸데없는 노력을 계속했던 것입니다. 그런데 죽음에 대한 공포는 누구나 느끼는 것이고, 그보다는 오늘 하루 무엇을 하며 보냈는지가 더욱 중요하다는 사실을 깨닫고부터는 모든 것이 다시 보이기 시작했습니다."

그 후 Z씨에게 방광암이 새로 발견되었습니다. 그러나 죽음에 대한 불안이나 공포는 처음보다는 적게 느껴져 훨씬 가볍게 넘길 수 있었다고 합니다. 그리고 사망할 때까지의 5년 간은 일과 취미인 하이쿠(俳句: 우리 나라의 시조와 같은 일본의 문학), 여행, 투병 체험에 대한 강연 활동 등에 몰두하며 충실하게 보낼 수 있었습니다.

삶의 보람 요법은 인간의 레벨을 높이는 것이지 죽음을 두려워하지 않는 강한 인간이 되기 위한 것이 아닙니다. 또한 죽음을 편하게 받아들이는 것을 목표로 하는 것도 아닙니다. 수양을 통해 강해지거나 죽음을 억지로 받아들이려 하지 않고도 위기 관리의 대처 능력 기술을 훈련함으로써 죽음에 관련된 문제에 능숙하게 대처할 수 있도록 하는 방법입니다.

삶의 보람 요법의 구체적 학습법

구체적으로는 앞에서 서술한 삶의 보람 요법의 5가지 기본 방침을 가이드 라인으로 해서 각종 학습 기법을 편성하여 실천하고 있습니다.

학습 방법은 개인 학습이 기본이며, 전국 어디에서든 배울 수 있는 일종의 통신 교육과 같은 학습 지원 시스템을 갖추고 있습니다(자원 봉사자들에 의해 운영되고 있는 '삶의 보람 요법 실천회'라는 개인 등록제의 비영리 단체가 학습 지원 서비스를 실시하고 있습니다).

이상의 대처 방법에 관한 학습은 자동차 운전 기술이나 테니스 등의 스포츠와 같이 일정한 프로그램에 따라 실시하면 누구라도 습득할 수 있는 '기술'이라고 생각합니다.

학습 기법은 다음과 같습니다.

· 텍스트, 비디오 등 교재에 의한 학습
· 일상 생활에의 응용과 일기 기록
· 유머 훈련(Humor Training)
· 이미지 훈련(Image Training)
· 그림, 창작에 의한 학습
· 단체 학습회의 이용

· 행동 체험에 의한 학습
· 공동 체험 학습

　삶의 보람 요법의 근본인 모리타 요법의 기본 자세를 텍스트나 비디오 등의 교재로 학습하거나 일기를 통해 하루하루의 목표를 명확히 함으로써 적극적으로 살아가는 자세를 습관화합니다.
　유머 훈련에 의한 웃음의 활용 및 이미지 훈련에 의한 심리적 효과로 킬러 세포의 활성을 높이고 자연 치유력을 회복시킵니다.
　초상화를 그리거나 유머 스피치를 발표하는 등의 단체 학습회에서의 체험 학습을 통해 적극성을 되찾아 갑니다.
　자원 봉사 활동 등의 행동 체험 학습 및 공동 체험 학습은 삶에 대한 의욕을 높이고 삶의 보람을 확대시켜 줍니다.
　행동 체험에 의한 학습은 약 20분 정도의 정해진 시간에 근처의 도로나 공원 등에서 휴지를 줍는 작업에 몰두하는 등의 건설적인 행동을 통해 불안과 공존하는 방법을 체득하는 학습입니다.
　공동 체험 학습이란 한 가지 같은 목적을 설정해 놓고, 질병이나 역경에도 굴하지 않고 그 목표를 달성해 나가는 학습입니다. 예를 들어, 한신·아와지 대지진 직후에 실시된 것 중에 '페인트 인 도쿄'라는 것이 있습니다. 성로우카 국제 병원과 국립 소아병원 등의 협조를 얻어 병원 안에 캔버스를 갖고 들어가서 전문가의 지도를 받으며 크고 아름다운 그림을 완성시킵니다. 그리고 완성된 그림은 지진 피해 지역의 병원에 증정합니다.

입원 중에 고칼로리 수액(輸液) 투여를 위해 링거 주사 바늘을 꽂고 있는 암 투병자나 산소호흡기를 한순간도 뗄 수 없는 난치병 환자들도 휠체어에 몸을 싣고 회장의 로비로 찾아 와서 붓을 잡았습니다. 외부에서 도움을 주러 온 자원봉사자들 중에도 암 투병자들이 많았습니다. 무균실에서 치료를 받던 어린이는 병원 의료진의 도움으로 실내에서 그림을 그렸습니다.

이렇게 정성들여 제작된 꽃, 나비, 물고기 등의 꿈이 가득 담긴 그림은 피해 지역 약 20여 곳의 병원으로 보내져 로비나 복도에서 병원을 찾는 모든 사람들에게 기쁨을 주었습니다. 이처럼 자신이 입원해서 치료를 받고 있는 환자라도 그림 그리는 작업에 열중해서 지진 피해 복구를 위한 자원 봉사 활동에 참가했다는 체험은 각 사람들에게 삶에 대한 의욕을 높여주고 있습니다.

그밖에도 매년 2~3회 정도 열리는 '간호학과 학생들과의 공동 학습회'가 있습니다. 간호학교 수업의 하나로서 암 투병중인 사람들이 자신의 체험을 이야기하고 인생의 난관에 대처하는 방법을 함께 배우는 것입니다. 간호학과 학생들이 환자로부터 미래의 간호 요법을 배우는 것이 아닙니다. 한 사람의 사회인으로서 연령·경험적으로도 인생의 선배인 투병자들에게 질병을 비롯한 인생의 난관에 대처하는 방법(위기 관리법)을 자신의 입장에서 배우는 것입니다.

암 투병 중인 사람들은 이런 기회를 통해 자신의 체험을 정리·고찰하고, 다른 투병자들의 체험을 참고하면서 앞으로의 지침을 배우게 됩니다. 더욱 의미있는 것은 자신의 인생 경험이 간호학과 학생 등의 젊은 세대들에게 도움을 주었다는 사실을 통해 자신의 사회적 가치를 자각하는 효과를 발휘하게 된다는 것입니다.

삶의 보람 요법의 3가지 효과

삶의 보람 요법에 몰두한 지 벌써 십여 년의 세월이 흘렀습니다. 삶의 보람 요법이 주는 효과는 세 가지로 생각해 볼 수 있습니다. 우선 불안과 죽음에 대해 의연하게 대처할 수 있게 됩니다. 다음으로 하루하루의 생활에 충실하게 됩니다. 마지막으로 암 치료 효과가 상승하게 됩니다.

유머 스피치나 이미지 훈련에 열중하고 취미 및 자원봉사 활동 등을 통해 살아가는 보람을 찾게 됨으로써 많은 사람들이 하루하루를 활기차게 생활해 나갈 수 있게 됩니다.

「뉴스 위크(News Week) 일본판」(1998년 5월 13일자)에 실린 의학 특집 '질병은 마음에서 비롯된다'라는 제목의 기사에 삶의 보람 요법과 함께 참가자인 타하라 에이코 씨(48세)의 이야기가 소개되었습니다. 타하라 씨는 유방암 수술 후, 흉막으로 이전되어 재수술을 받았습니다. 그런데 삶의 보람 요법에 의해 죽음에 대한 공포를 극복하고 증상도 안정을 보이고 있습니다. 타하라 씨는 삶의 보람 요법의 효과에 대해 이렇게 표현하고 있습니다.

"부처님의 손바닥에 올라앉아 있는 것처럼 마음이 편안합니다. 반드시 암을 극복해 내자고 서로를 격려해 주고 있습니다."

'주간 현대'(1998년 6월 13일자)의 그라비아 특집「치료의 최전선 '암과 싸우다'」라는 기사에서도 삶의 보람 요법에 몰두하고 있는 암 투병자들이 소개되었습니다. 저를 포함해서 투병자 전원이 아주 환하게 웃고 있는 사진이 커다랗게 양면으로 게재되었고 다음과 같은 설명이 첨가되어 있었습니다.

'사진의 주인공들은 의사를 제외한 전원이 암 환자. 둘째 줄 오른쪽에서 세 번째에 있는 모리모토 타케시 씨(57세, 의약품 회사의 영업 사원)는 작년 2월, 초기 위암으로 위의 3분의 2를 제거했다. 5개월 후 재수술로 나머지 부분을 모두 제거. 앞 줄 오른쪽에서 세 번째의 카네다 케이코 씨(66세, 전직 보모)는 암 투병 18년째. 49세 때 유방암으로 오른쪽 유방 전체를 제거. 1995년 암이 간에서 재발하여 반을 절제. 올해 1월 이후 다시 재발. 골수로의 전이를 막기 위해 입원 중. 그 왼쪽에 있는 오쿠다 히로야스 씨(66세)는 신문사를 정년 퇴직하고 계열 기업에 재취업한 1991년 여름, 상행결장(上行結腸)암 진단을 받았다.'

사진으로만 봐서는 이들을 암 투병자라고 상상할 수 없을 정도로 다들 밝게 웃고 있었습니다. 위 전체를 제거한 모리모토 씨를 시작으로 삶의 보람 요법에 열중하고 있는 암 투병자들 모두의 상태도 비교적 안정되어 있었으므로, 삶의 보람 요법이 확실히 효과가 있다는 것을 실감할 수 있었습니다.

암에 대한 삶의 보람 요법의 효과를 평가할 경우, 두 가지 관점에서의 검토가 필요합니다. 하나는 사회 심리적 관점에서의 평가로서 '대상자의 불안과 죽음의 공포에 대한 대처, 또는 생활의 질(QOL=Quality Of Life)에 얼마나 도움이 되었는가?' 입니다. 두 번째는 생물학적 관점에서의 평가로서 '암 병소(주: 病巢-병원균이 있는 중심부)에 대한 치료 효과에의 기여, 수명 연장, 병상 완화에 어떠한 도움을 주었는가?' 입니다.

첫 번째의 사회 심리적 관점에서 평가한 경우, 삶의 보람 요법에 의해 불안과 죽음의 공포에 의연하게 대처할 수 있게 되는 등 투병 생활이 원만해진 사례가 많습니다. 「뉴스 위크 일본판」을 통해 소개된 타하라 씨와 「주간 현대」에 소개된 모리모토 씨를 비롯한 삶의 보람 요법을 학습하고 있는 전원이 좋은 본보기가 되고 있습니다.

도표 ⑯(삶의 보람 요법을 학습 중인 암 환자들의 삶의 보람 레벨)은 삶의 보람 요법을 실천하고 있는 암 투병자의 삶의 보람 수준을 측정한 것입니다. 어느 한 시점에서 삶의 보람 요법을 학습하고 있는 사람들에게 우편으로 조사를 실시해서, 회답으로 인정할 수 있는 답안들을 정리한 것입니다.

측정 방법으로는 VAS(Visual Analogue Scale)법을 이용했습니다. 눈금이 없는 10센티미터 길이의 막대 그래프의 아랫단을 암 발병 직후의 삶의 보람 레벨로, 그리고 윗단은 과거 인생에서의 최전성 시기의 레벨로 정해서 중간의 막대 선상에 현재의 삶의 보람 레벨을 ●표로 직접 기입하는 방법입니다.

결과는 도표 ⑯에서 볼 수 있듯이 삶의 보람 레벨이 인

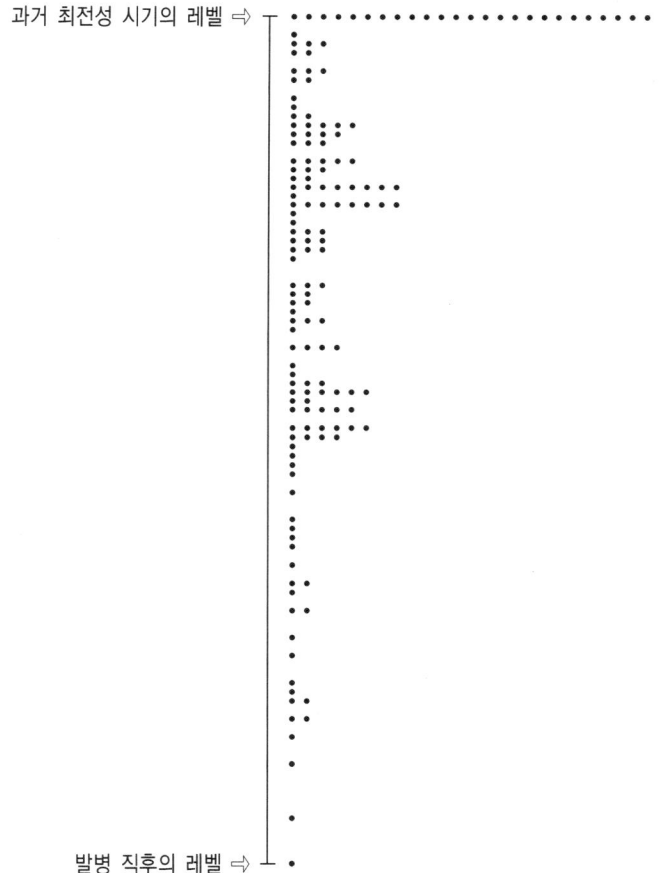

《도표 16》 삶의 보람 요법을 학습 중인 암 환자들의 삶의 보람 레벨

생의 최고 레벨의 50퍼센트, 혹은 그 이상까지 상승한 사람이 81퍼센트를 나타내고 있습니다. 이 중에는 인생 최전성기의 레벨과 같은 높이에 이르는 사람이 25명이나 됩니다. 다양한 병력(病歷), 투병기간, 학습력(學習歷)을 가진 사람들을 일괄 조사한 결과, 발병 직후에 비해 높은 삶의 보람 레벨로 회복되어 간다는 사실을 엿볼 수 있었습니다.

두 번째의 생물학적 관점에서의 평가에 대해서는 삶의 보람 요법을 실시하고 있는 암 투병자들 가운데 진행암임에도 불구하고 예상 외로 수명 연장 현상을 보이거나 수술 후 재발하지 않는 등, 의학 상식에 의한 예견보다도 양호한 결과를 보이는 사례가 많았습니다. 그렇다고는 하지만 삶의 보람 요법이 암의 치료 효과를 높이고 생존율을 향상시킨다는 사실을 과학적으로 증명하기란 쉽지 않습니다.

그러나 이미 서술한 것처럼, 최근 UCLA 정신과의 포오지 박사 연구팀이 6년에 걸쳐 계획적으로 주도해 온 연구에 의해 개발된 심리요법이 그 효과를 증명해 주고 있습니다. 삶의 보람 요법과 맥락을 같이하는 이 요법은 멜라노마(주: Melanoma-멜라닌 세포가 암 세포로 발전해서 생기는 피부암 : 악성 흑색 종양) 수술 6년 후의 재발률을 약 2분의 1로, 사망률을 3분의 1이하로 저하시켰습니다. 더욱이 학습을 계속할수록 킬러 세포의 활성도 높아진다는 것을 알 수 있습니다(121페이지 참조).

그리고 스탠퍼드 대학 정신과의 스피겔 교수 연구팀은 전이 가능성이 있는 유방암 환자에게 심리적인 치료가 어떠한 효과를 나타내는지에 대해 조사했습니다. 10년 간의 추적 조사 결과, 항암 치료만을 받은 그룹(36명)의 평균 생존율이 18.9개월이었던 것에 비해 항암 치료에 1년 간의 집단 카운슬링 및 심리 트레이닝 등의 심리 요법을 추가로 받은 그룹(50명)은 35.6개월로 생존 기간이 약 2배나 증가했습니다.

이상의 본격적인 연구와 관련하여 비교·분석하는 가운데, 삶의 보람 요법을 통해서도 이와 비슷한 효과를 기대할 수 있을지도 모른다는 생각이 들었습니다.

제가 근무하는 병원을 찾아오는 많은 환자들은 대부분 죽음의 공포나 불안에 직면해 있습니다. 대학병원에서 수술이 불가능하다는 선고를 받은 사람, 회복될 수 있다고 믿으면서 치료를 받아 왔는데 차도가 없었던 사람 등 많은 환자들이 의사로부터, "이제 집에 가셔서 편안히 지내세요."라는 말을 듣고 퇴원을 한 상태였습니다. 골절이나 위궤양처럼 확실한 치료법이 있는 병의 경우에는 의사에게 그런 말을 듣는 것은 곧 완치를 의미하기 때문에 아주 기쁜 마음으로 퇴원합니다. 그러나 암 환자의 경우는 다릅니다. '더 이상 이 병원에서 할 수 있는 것은 없습니다. 짧지만 남은 기간 동안 편안하게 지내세요.'라는 의미의 최후 통고와 같은 것입니다. 그래서 당황한 나머지 마지막 희망이라도 걸어본다는 심정으로 상담을 하러 오시는 분들이 많습니다.

저는 이런 분들에게 우선 이렇게 말합니다.

"병을 고치기 위해 함께 노력해 봅시다. 대학병원에서 그런 말을 한 것은 어디까지나 표준적인 치료 범위 안에서의 경우이고, 그 이외의 다른 치료 방법으로 아주 좋아진 분들도 있으니까 함께 연구하며 병을 치료하기 위해 노력해 봅시다."

그리고 본인이 원하는 치료 방법을 시도합니다. 마루야마(丸山) 왁친을 시도해 보고 싶다거나, 또는 한방약이 좋다고 하면 본인의 의사대로 처방해 줍니다. 치료법에 대해서는 많은 분들이 어느 정도의 희망을 갖고 있습니다.

또한 마음과 뇌의 작용을 이용하면 치료 효과가 상승한다는 것에 대해서도 설명해 주고 희망하는 사람에게는 삶의 보람 요법에 대한 학습 지원도 하고 있습니다.

암에 어떻게 대처해 나갈 것인가는 어디까지나 본인의 문제지만, 저는 이런 말씀을 드리고 싶습니다.

"병이 낫고 안 낫고의 문제는 자연 현상이기 때문에

확실한 예측은 할 수 없지만, 오늘 하루 병에 지지 않고 생활하는 것은 가능합니다. 하루하루를 병과 싸우면서 지금까지 살아온 방식 그대로 계속 생활해 나가시면 됩니다."

미국에서도 효과를 올리고 있는 모리타 요법

세계 최고의 암 치료 전문 병원으로 알려진 뉴욕의 슬론 케터링 암 센터의 지미 호랜드 정신과 부장에 의하면, 미국에는 현재 천만 명의 암 투병자들이 있으며, 그 중 20퍼센트가 심각한 심리적 문제로 고통을 받고 있다고 합니다. 따라서 암 전문 병원에서는 암 치료를 받고 있는 사람들의 마음을 보살펴 주는 전문가가 절대적으로 필요한 상황입니다.

슬론 케터링 암 센터에서는 1990년부터 진 리벤버그라는 한 여성 의료 소셜 워커를 중심으로 모리타 요법(삶의 보람 요법의 베이스이기도 함)을 실천하고 있습니다. 최근 1년간 모리타 요법을 실시하고 있는 환자들은 187명, 부분적으로 모리타 요법을 이용하고 있는 환자들은 200명이나 됩니다.

리벤버그 씨가 모리타 요법을 실시하게 된 계기는 서점에서 발견한 영문으로 된 모리타 요법책 때문이었습니다. 흥미를 느낀 그녀는 즉시 일본의 전문가에게 편지를 보냈고, 그 이후 모리타 요법에 관한 자료를 직접 받아서 공부를 계속해 왔습니다. 그녀는 이렇게 이야기하고 있습니다.

"기존의 서구형 심리 요법은 환자의 불안을 제거하는 데 주력하고 있습니다. 그러나 모리타 요법은 극도의 불안 상태에서도 삶의 보람을 느낄 수 있는 생활이 가능하다고 가르칩니다. 저 자신도 그 사실을 알고 나서 큰 도움을 받았습니다. 자립성을 중요하게 여기는 미국인에게 있어서 병세의 악화로 주위 사람들에게 의존한다는 것은 매우 힘든 일입니다. 많은 환자분들이, '더 이상 누구에게도 도움이 안 되는 존재라는 생각이 듭니다. 언제나 남에게서 무언가를 받기만 할 뿐 반대로 다른 사람에게 줄 수 있는 것은 아무 것도 없다는 생각이 듭니다' 라며 호소해 옵니다. 모리타 요법에서는 자신이 더 이상 아무 것도 할 수 없게 되었다는 절망감에 주의를 기울이는 것이 아니라, 주위 사람들에게 관심을 돌려서 병자인 자신도 남을 위해 무언가를 할 수 있다는 사실을 가르쳐 주고 있습니다."

리벤버그 씨는 젊었을 때 유명한 현대 발레의 거장 마

사 그래함의 지도를 받으며 발레리나로서 활약했었다는 이색적인 경력을 갖고 있습니다. 그녀는 심리 요법에 창작 발레를 도입하기도 하고, 뉴욕의 우라치토가(裏千家)가 운영하는 다도 센터의 협조를 얻어 다도의 예법을 트레이닝에 활용하고 있습니다. 다도 예법은 암이나 병에 대한 불안감을 있는 그대로 유지하고 차를 타서 손님에게 대접하는 행위에 집중한다는 것으로서 모리타 요법을 응용한 체험 실습입니다. 미국인들에게 있어서 차를 타는 행위는 전혀 새로운 흥미진진한 체험이기 때문에 한층 효과가 있는 것 같습니다.

또한 그녀는 뉴욕에 있는 마운트 사이나이 의료 센터에도 초대되어 골수 이식이 병행되는 초대량 화학요법이라는 힘든 치료를 받고 있는 백혈병 및 유방암의 환자들에게도 모리타 요법을 실시하여 효과를 올리고 있습니다.

1998년 5월, 리벤버그 씨와 메리디안 클리닉의 창 의사팀이 열심히 노력한 결과 미국 최초의 모리타 요법 강연회를 개최하게 되었습니다. 일본인 참가자는 오오하라 켄지로 선생(하마마츠(浜松) 의대 명예교수), 오카모토 츠네오 선생(멘탈 헬스 오카모토 기념재단 이사장), 우치야마 아키라 선생(미지마 모리타 병원), 그리고 저였습니다.

대회장인 뉴욕의 코넬 의대 강당에는 모리타 요법에

관심을 갖고 있는 100여명의 정신과 의사와 사회 사업가, 그리고 이미 모리타 요법을 실천하고 있는 60여명의 암 투병자들을 포함해서 200명이 넘는 청중들이 모였습니다.

강연회를 무사히 마치고 얼마 후, 리벤버그 씨 앞으로 참가자 16명의 감상문이 도착했습니다. 이 가운데 인상적이었던 글을 소개하겠습니다.

● **뉴욕 대학 사회복지학부 학부장**
　와욕(臥褥)하는 것, 화장실을 청소하는 것, 꽃을 가꾸는 것, 학습하는 것, 등산을 하는 것은 동사(動詞)적입니다. 이런 점에서 묘사와 분석을 위주로 하는 서구의 요법은 모리타 요법과 엄격히 구별된다고 할 수 있습니다. 모리타 요법이 추구하는 것은 보다 스케일이 크고 삶의 보람을 느낄 수 있는 인생이 아닐까 하는 생각이 듭니다. 모리타 요법을 저희 대학의 교재에 도입하는 문제에 대해 검토해 주셨으면 합니다.(실제로 1999년 봄, 사회복지학부의 상급생들에게 모리타 요법에 대한 강의를 한 번 실시했고, 2000년 봄부터 한 학기 동안의 선택 강의에 포함시키기로 결정되었습니다)

- **내과 의사를 목표로 하고 있는 의대생(오카모토 츠네오 선생의 강연을 듣고)**

　모리타 요법에 성공한 사람들의 체험담을 강연에 넣은 것은 정말 좋은 생각이었습니다. 그분들의 이야기를 듣고 프로이드의 생각이 잘못되었다는 것을 알게 되었습니다. 프로이드는 성격은 다섯 살까지 거의 형성된다고 했지만, 당신은 일생을 통해서 자기 개발과 향상이 가능하다는 사실을 증명해 주셨습니다.

- **슬론 케터링 암 센터의 종양 전문의**

　최근 몇 년 동안 진 리벤버그 씨에게 많은 환자들을 소개해 왔습니다만, 그 성과는 대단히 놀라운 것이었습니다. 작게나마 모리타 요법의 보급에 최선을 다할 생각입니다.

　또한 메리디안 클리닉의 창 의사팀을 중심으로 모리타 요법을 실천 중인 암투병자들도 모리타 요법과 삶의 보람에 대한 느낌을 이렇게 진술하고 있습니다.
　자신이 암에 걸렸다는 사실을 알고 절망에 빠졌었다는 한 젊은 남성은 대형 쓰레기 회수일에 중고 가구를 주어 와서 수리한 후에 노인 홈 등으로 보내는 활동에 열중하게 되면서 기력을 되찾았다고 합니다.

아일랜드계의 한 중년 남성은 자신의 가계도(家系圖)를 만드는 일에 남은 일생을 걸고 몰두한 결과 1664년까지 335년을 거슬러 올라갈 수 있었다면서 긴 두루마리의 가계도를 보여주었습니다.

모리타 요법 학습회에 가입한 지 얼마 되지 않은 중년 여성은, "지금까지 여러 종류의 카운슬링과 심리 요법을 체험했지만 모두 별로 도움이 안 되는 이야기들뿐이어서 싫증이 났었습니다. 그런데 모리타 요법은 지금 해야 할 일이 무엇인가에 대해 생각한다는 것이 아주 마음에 들었습니다."라고 이야기했습니다.

현재 뉴욕의 모리타 요법 학습회에는 미국, 프랑스, 러시아, 덴마크, 그리스, 브라질, 중국, 대만, 일본 등의 여러 나라 사람들이 참가하고 있습니다.

이와 같이 뉴욕이라는 다인종, 다민족, 다문화 사회의 사람들에게 효과를 인정받았다는 것은 모리타 요법의 사고 방식이 전세계 사람들에게도 유용하다는 사실을 시사하고 있다고 생각합니다.

상하이 항암구락부(上海抗癌俱樂部); 병에 걸려도 병자는 되지 말라

중국에 '상하이 항암구락부'라는 단체가 있습니다. 약 6,000명의 암 투병자들이 참여하고 있는 자조(自助) 클럽으로서 암에 적극적인 자세로 대처하는 방법을 집단 학습의 형태로 배우고 있습니다. 이 단체에서는 곽림신기공법(郭林新氣功法)으로 불리는 내기공법의 훈련 및 한방약을 구사하면서, 집단 학습에 의해 적극적으로 암에 대처하는 방법을 실천하거나 사회 봉사 활동을 통해 적극적으로 살아갈 것을 권장하고 있습니다.

이러한 사고 방식은 삶의 보람 요법과 일맥 상통하는 부분이 있습니다. 그래서 저는 상하이에 가서 77명에게 면접 조사를 실시해 보았습니다.

회장을 맡고 있는 35세의 남성은 악성 림프종(주: Lymphoma-림프 조직으로 이루어지는 종양)이 전신에 퍼진 말기 암 상태에서 기적적으로 살아나 5년 이상이나 건강하게 활동하고 있었습니다. 또한 진행성 위암으로 수술을 받았지만 종양 전체를 제거하지 못해서 앞으로 1년 정도 밖에 살 수 없다는 선고를 받은 40대 후반의 여성도 5년 이상이나 생존해 있었습니다. 이러한 임상 사례를 직접 접한 저는 정말 놀라지 않을 수 없었습니다.

상하이 항암구락부의 많은 분들이 한방약을 복용하고 있었습니다. 그것도 우리 나라에서는 별로 사용하지 않는 여러 종류의 동물성 생약이 들어간 한방약을 전문 한의사가 환자에게 맞도록 처방하고 있었습니다. 한방약과 기공법의 효과도 있겠지만 다방면으로 조사해 본 결과, 장기적 수명 연장을 가능하게 하는 것은 아무래도 심리적인 효과가 가장 큰 것 같았습니다.

우리 나라에는 죽음의 공포에 대해 종교적으로 해결하려고 하는 사람들이 많은 반면 중국에는 종교에 의지하는 사람이 별로 많은 것 같지 않았습니다. 그보다도 살고 싶다는 의욕을 최대한 발휘해서 설사 진행암에 걸리더라도 반드시 극복해 내겠다는 굳은 의지를 보이는 자세가 일반적이었습니다. 이런 적극적인 삶의 방식이 진행암 환자들의 장기 수명 연장을 가능하게 한다는 확신감마저 들게 했습니다.

결국, '병에 걸려도 병자는 되지 않도록 하자'는 것이 이들의 공통된 목표라고 할 수 있습니다. 이 말은 암 투병중인 많은 사람들에게 큰 힘이 되고 있다고 합니다.

건강할 때는 누구나 '나는 건강해서 다행이야. 병자들은 정말 불쌍해'라고 생각하기 마련입니다. 그러나 막상 자신이 병에 걸리면 불쌍하다는 생각이 역전되어 자신을 그렇게 생각하게 됩니다. 그리고 자신은 사회인으로서 무기력한 존재라고 생각하고 결국 삶에 대한 의욕을 상실하게 되는 것입니다.

이처럼 건강한 사람과 환자를 구별하는 사고 방식은 건강할 때 미리 바꿔 놓는 것이 좋지 않을까요?

건강한 사람과 병에 걸린 사람 모두 같은 하루를 살아갑니다. 건강한 사람만 행복하고 병에 걸린 사람은 위로를 받아야 한다는 원칙은 없습니다. 병에 걸린 사람도 평범한 사회인으로서 살아갈 수 있고, 또한 사회에 공헌할 수 있다는 확고한 사고 방식을 갖는 것이 중요합니다. 그러면 만약 병에 걸리더라도 지금까지 살아온 대로 평범하게 살아갈 수 있습니다.

암에 걸려 고통스러워하던 사람이, '그래, 지금까지 살아온 대로 평범하게 살면 되는 거야.' 하고 생각을 전환시킴으로써 정신적인 회복은 물론 예전의 평범한 생활로 돌아갈 수 있게 됩니다. 이와 같은 식으로 사고를 전환시키는 것이 삶의 보람 요법이 추구하는 목적의 하나이기도 합니다.

암과 싸우면서 일본 열도를 도보 횡단한 만담가

진행성 위암으로 위 전체를 제거한 만담가 쇼후쿠테이 코마쯔 씨(48세)는 '병에 걸려도 병자는 되지 말라'라는 방침을 확실하게 실천하고 있는 사람입니다. 1997년 1월에 위 전체를 제거한 뒤, 같은 해 9월에는 장폐색으로 재수술을 받았습니다. 그 후 인생을 다시 보게 되었고 아이들에게 병과 용감히 싸워나가는 아버지의 삶을 보여주고 싶다면서 '일본 열도 도보 횡단 여행'을 계획했던 것입니다.

1998년 2월, 카고시마현청 앞을 출발해서 매일 혼자서 평균 30킬로미터씩을 걸어 드디어 6월말에 홋카이도청에 도착하게 되었습니다. 결국 4개월하고도 10일 간에 걸친 일본 열도 도보 횡단 3,000킬로미터의 위업을 이루어 낸 것입니다. 횡단을 하면서도 19개소의 병원을 방문해서 '암 극복 만담'을 열연해서 전국의 암 투병자들에게 웃음과 격려를 보내 주었습니다.

암에 좌절하지 않고 일본 열도 도보 횡단의 쾌거를 이루어 낸 코마쯔 씨는 그 후에도 전국의 암 투병자들에게 웃음과 건강을 전해 주기 위해 만담가로서 계속 활약하고 있습니다.

일본 열도 도보 횡단의 체험을 기록한 여행 일기는

『일본 열도 도보 횡단 · 암 극복 만담회(講談社)』라는 제목으로 출간되었습니다.

 이 책을 읽은 사람들에 의하면, 일단 읽기 시작하면 끝까지 단숨에 읽어버리게 되고, 맘껏 웃고 울며 감동하는 사이에 인생에 필요한 많은 지혜를 배울 수 있었다고 합니다. 이 책은 확실히 암 투병자들에게는 물론 모든 사회인들에게도 힘든 인생을 살아가는 데 필요한 용기와 희망을 주는 '읽는 약'임에 틀림없습니다.

암 환자도 꿈에 도전할 권리가 있다

 '암에 걸려도 평범하게 살아간다, 병에 걸려도 병자는 되지 말라'. 이 말을 훌륭하게 실천하고 있는 사람은 4장에 등장했던 만담가 미나미 켄지 씨입니다. 그는 이런 말을 했습니다.

 "앞으로 몇 년이나 더 살 수 있을지 모릅니다. 인생을 얼마나 즐겁게 사느냐가 중요하지요. 만담의 소재 거리를 만드는 것과 같습니다. 제 암도 그렇다고 할 수 있죠. 생각을 바꾸면 모두 웃음의 소재가 될 수 있습니다. 저는 '현재 투병 생활 중이며 최선을 다하고 있습니다. 앞으로도 잘 부탁드립니다.'라는 등의 특별한 말을 하지 않는 연예인입니다. 그러므로 언제나 암에 대해 가볍게 웃어넘길 수 있습니다."

미나미 켄지 씨는 암에 걸렸음에도 불구하고 지금까지 살아온 대로 연예인으로서의 보통 삶을 살아가고 있습니다. 그러나 본인은 그렇다 해도 세상의 이목이란 어쨌든 암 환자를 특별한 시선으로 바라봅니다.

1987년 여름, 삶의 보람 요법을 시도한다는 차원에서 7명의 암 투병자들과 함께 유럽의 몽블랑(해발 4,807미터) 등정에 도전했을 때도 마찬가지였습니다. 당시 암 환자가 높은 산에 오른다는 것은 병의 상태를 악화시킬 위험성이 큰 아주 무모한 행위라며 많은 학자들의 비판을 받았습니다.

그러나 암 환자뿐만 아니라 인간이면 누구나 자연 재해 및 사고 등의 죽음의 위험에 노출된 채 살아가고 있습니다. 그런데 왜 암 환자는 등산에 도전하면 안 되는 겁니까? 저는 오히려 암 환자이기 때문에 더더욱 죽음의 불안과 공포에 굴하지 않고 자신의 삶의 보람에 도전하길 바랬습니다. 암에 걸리더라도 평범한 생활을 할 수 있다는 것을 직접 체험하길 바랬던 것입니다. 등반을 좋아하는 사람이라면 누구나 한 번쯤 몽블랑 등정을 동경할 것입니다. 암 환자이기 때문에 동경해서는 안 된다는 것은 있을 수 없는 일입니다. 몽블랑 등정에 대한 꿈을 간직해 온 사람들이 때마침 암 환자들이었던 것입니다.

확실히 등산에는 위험이 따르기 마련입니다. 정상을 향해 오르는 도중 갈라진 빙하 사이로 떨어져 목숨을 잃을 수도 있고, 암벽에서 굴러 떨어지는 돌에 맞거나 벼락에 맞는 등, 언제 목숨을 잃을지 전혀 예상할 수 없는 극도의 위기 상황과 맞닥뜨리게 됩니다. 실제로 그 당시 몽블랑에서도 두 번이나 죽음의 공포를 체험했습니다.

첫 번째는 엄청난 눈보라를 만났을 때입니다. 영하 20도의 혹한과 당장에라도 날아갈 것 같은 강풍 때문에 대부분의 대원들은 어쩔 수 없이 산중턱에서 되돌아가야만 했습니다. 결국 선행했던 3그룹(암 환자 3명 포함)만 등정에 성공할 수 있었습니다. 두 번째는 산정에서 돌아오는 길에 우리들 바로 옆에 벼락이 떨어졌을 때입니다. 아주 조금이라도 어긋났더라면 멤버 중의 몇 명인가가 목숨을 잃었을지도 모릅니다. 누군가 벼락을 맞았다고 해도 전혀 이상하지 않을 정도로 매우 위험한 상황이었습니다.

이처럼 등정의 세계에는 의사나 암 환자가 따로 없습니다. 떨어지는 벼락을 맞거나 사고를 당하는 것도 마찬가지이기 때문입니다. 그런 것들은 모두 예상한 상태에서 등정에 도전했던 것입니다. 그러나 일반인들은 등정의 세계가 그처럼 살벌하고 가혹하다는 것을 잘 알지 못합니다. 아마 누군가가 부상을 당했거나 죽었더라면 심한 비난을 받았을 겁니다.

그러나 건강한 사람이 삶의 보람을 얻기 위해 등산을 한 결과 생명을 잃었다고 해서 비난을 받는 일은 거의 없습니다. 단지 암 환자라는 이유로 비난의 대상이 됩니다. 정말 이해할 수 없는 일입니다. 원래 등산이란 그러한 비난과는 관계가 없는 세계입니다. 만약 생명을 잃게 된다고 해도 그것은 본인의 삶의 관한 문제일 뿐 다른 사람이 나서서 이러쿵 저러쿵 이야기할 수 없는 것입니다.

산을 내려오자마자 암 투병자 몇 명이 다음과 같은 이야기를 했습니다.

"저는 암으로 죽고 싶지는 않았지만 인생의 커다란 목표였던 몽블랑 등정 중에 만약 목숨을 잃었다고 해도 절대 후회하지 않았을 겁니다."

이 말 속에는 인간이 생과 사에 어떻게 대처해야 하는가에 대한 하나의 지침이 들어 있다고 볼 수 있습니다. 중요한 것은 자립적인 의지로 인생이라는 산을 적극적으로 오르는 것이 아닐까요?

현재, 몽블랑에 올랐던 7명의 암 환자들 중에서 2명이 암으로 사망했고, 나머지 5명은 10년이 지난 지금도 건강하게 평범한 생활을 해 나가고 있습니다. 이 분들은 이

구동성으로 이렇게 말합니다.

"암에 걸리기 전과 암에 걸린 후의 세월을 비교해 보면, 지금이 살아가는 보람이나 삶의 목표가 훨씬 크다고 할 수 있습니다. 그리고 하루하루가 정말 바빠졌습니다."

그리고 1997년 여름, 몽블랑 등정 10주년을 기념하여 '프랑스 재방문 여행'을 했습니다. 10년 전에 몽블랑 등정에 참가했던 3명을 비롯해서 등정 후에 돌아가신 암 투병자의 유족 2명, 새로 참가한 투병자들과 가족들, 의사, 간호사, 자원봉사자 등 전체 41명의 사람들이 다시 몽블랑이 보이는 기슭, 샤모니(Chamonix)를 방문했습니다.

현지에 몽블랑 등정 관계자 초대 파티가 마련되어 있어서 샤모니 시장 부부와 시 관광국장, 지난 번 등정에 여러 모로 도움을 준 가이드 분들과 재회할 수 있었습니다.

참가자들은 몽블랑을 조망하면서 트레킹(주: Trekking-건강 및 레크레이션을 목적으로 하는 간단한 등산)을 즐기기도 했고, '암 투병자와 삶의 보람'에 대한 파리 국제 심포지엄에 참가하기도 했습니다. 마지막 날에는 파리 샹제리제 거리에 나가 휴지를 줍는 등의 공동 체험 학습으로 이번 여행의 대미를 장식했습니다.

그 때의 프랑스 방문은 저에게 있어서도 매우 인상적

인 여행이었습니다. 우리가 몽블랑에 오른 지 2년이 지난 1989년에 프랑스의 암 투병자 7명이 역시 몽블랑에 도전했습니다. 저는 프랑스 방문 당시에 그들을 꼭 만나 보고 싶었습니다. 처음에는 소재가 불분명해서 연락을 취하기가 무척 힘들었지만, 파리 방송국의 에르만 씨의 노력으로 그 등정대의 발기인이기도 한 레지스 데리골 군을 샤모니에서 만날 수 있었습니다. 또한 레지스 군이 주체한 파리 국제 심포지엄에도 참석할 수 있게 되었습니다.

1987년에 일본의 암 투병자들이 몽블랑에 올랐을 당시, 16살이던 레지스 군은 악성 림프종으로 입원 중이었습니다. 그 때 퇴원하게 되면 자신도 반드시 몽블랑에 오르겠다는 결심을 했다고 합니다. 초대량 화학요법과 골수 이식이라는 힘든 치료를 받고 퇴원한 그는 이듬해 여름, 아버지, 형과 함께 몽블랑에 도전했습니다. 그러나 악천후로 등정은 성공하지 못했습니다.

그 후 그는 올리비에 쟈리 의사의 도움을 받아 프랑스의 암 투병자들 7명과 등정대를 결성했습니다. 1989년 몽블랑에 재도전하여 레지스 군을 포함한 5명의 투병자들이 드디어 정상을 정복하는 쾌거를 이루어 냈습니다.

레지스 군의 증언에 의하면, 등정 후 8년이 지난 현재에도 7명 중 5명이 생존해 있으며, 건강하게 생활하고 있다고 합니다. 레지스 군은 현재 '산을 넘어'라는 단체의 사무국장으로 활약하고 있습니다. 이 단체는 소아암에 걸린 어린이들의 야외 활동을 지원하는 일을 합니다. 요즘 프랑스에서는 캠프나 하이킹 등의 야외 활동이 소아암 회복에 효과가 있다는 사실에 주목해서 몇 개의 단체가 활동하고 있다고 합니다.

제가 레지스 군과 면담하던 자리에는 마틸다라고 하는 젊은 여성이 동석해 있었습니다. 그녀 역시 다른 소아암 단체에서 활동하고 있었습니다. 사실 마틸다 양 자신도 12살 때 급성골수성 백혈병으로 입원 치료를 받았고, 14살 때 재발 치료를 받았던 경험을 갖고 있었습니다. 22살이 된 현재 건강을 되찾은 그녀는 후배 소아암 어린이들의 지원 활동에 주력하고 있습니다.

레지스 군과 마틸다 양 역시 각각 소아암을 극복하여 성인이 된 지금은 후배들의 투병 생활을 지원하는 활동에 열중하고 있습니다. 활동을 통해 서로 알게 된 두 사람은 연인 사이로 발전하여 가까운 시일 내에 결혼할 예정이라고 합니다. 저는 이렇게 훌륭한 커플에게 깊은 감동을 받았습니다. 그리고 레지스 군과 마틸다 양의 앞으로의 행복과 활약을 기대하는 마음으로 샤모니를 떠났습니다.

북·남미의 최고봉에 도전한 유방암 투병자들

레지스 군을 비롯한 프랑스의 암 투병자들 뿐 아니라 미국의 유방암 투병자들도 등산을 통해 암과 싸워나가는 용기를 전세계 사람들에게 전하기 위해 노력하고 있습니다.

유방암 투병자들의 등산을 계획하고 지원해 주는 곳은 바로 미국 유방암 재단입니다. 이 재단의 설립자이자 대표를 맡고 있는 안드레아 마틴 씨 자신도 1989년에 유방암 진단을 받고 일년 동안 수술 및 방사선 치료, 대량 화학 요법 등의 치료를 받았습니다. 그러나 의사로부터 '앞으로 5년 정도 살 수 있는 확률이 50퍼센트' 라는 선고를 받았다고 합니다. 그 후 다른 쪽 유방에서도 암이 발견되어 다시 수술을 받아야 하는 쓰라린 경험을 했던 분입니다.

유방암은 미국에서 가장 발병률이 높은 암입니다. 해마다 약 20만 명이 발병하고 5만 여명이 사망하고 있습니다. 그럼에도 불구하고 유방암에 관한 연구가 별다른 진전을 보이고 있지 않다는 사실을 스스로의 체험을 통해 느낀 마틴 씨는 암에 대한 공포가 분노로 변하게 되었고, 결국 유방암 재단을 설립하게 되었다고 합니다.

마틴 씨는 미국 유방암 재단의 목적을 유방암에 관한

지식을 사회에 널리 알리는 것이라고 밝히고 있습니다. 그 활동의 일환으로서 유방암 투병자들에 의한 남미 최고봉 아콩카구아(Aconcagua - 안데스 산맥에 위치한 남미 최고봉. 해발 6,960미터) 등정을 계획하게 되었습니다.

1994년부터 참가자를 모집하기 시작해서 22~62세에 이르는 폭넓은 연령층에서 사람들을 선발하여 17명으로 이루어진 등정대를 구성하게 되었습니다. 그리고 수차례의 합동 트레이닝을 거쳐 아콩카구아에 도전했습니다.

등정대는 정상을 목표로 하는 어택 팀(attack team) 6명과 이들을 지원하는 서포트 팀(support team) 11명으로 구성되었습니다. 대원 전원이 유방암 투병 중인 여성들입니다. 해발 5,300미터 지점에 베이스 캠프가 설치되었고 어택 팀은 6,300미터 지점에서 정상 도전의 기회를 노렸습니다. 마틴 씨는 일본 강연회에서 이들의 등정 모습에 대해 이렇게 이야기했습니다.

"정상 바로 아래 지점까지 올라간 어택 팀 3명(나머지 3명은 건강 상태가 나빠진 관계로 등정을 포기)과 트랜시버(transceiver - 간이형 라디오 송수신기)로 교신을 계속했습니다. 이미 이 날은 10시간의 힘겨운 등정 끝에 정상까지 35미터 만을 남겨 놓은 상태였습니다. 대원들은 70도의 급경사면을 한 걸음씩 오를 때마다 다섯 번의 심호흡을 해야만 했습니다. 아마 앞으로 20분 후면 정상에……. 그러나 30분, 40분이 지나도 아무런 반응이 없었습니다. 갑자기 트랜시버에서 비명이 들려왔습니다. '해냈다-. 드디어 정상을 정복했다!' 1995년 오후 4시, 세 명의 유방암 투병자가 아콩카구아 정상에 올랐습니다. 함께 등정한 모든 사람들의 용기가 가져다 준 승리였습니다. 그리고 모든 여성들과 유방암 투병자들이 함께 나눈 승리였습니다. 우리는 이 등정을 통해 전세계 사람들에게 암을 극복할 수 있는 용기를 전해 주었고 유방암의 예방 및 치료에 대한 연구와 사회 계발의 자금 협력을 호소하여 커다란 성과를 거둘 수 있었습니다. 현재 스무 살인 제 딸이 나중에 유방암으로 저와 같은 고통을 받지 않도록 유방암 재단의 활동을 계속해 나가고 싶습니다."

마틴 씨를 포함한 등정대는 1998년 6월, 이번에는 북미의 최고봉인 맥킨리(주: Mckinley-미국 알래스카주에 위치한 화산. 해발 6,194미터)에 도전했습니다.

도전한 결과 예년에 없던 악천후와 맥킨리 대자연의 맹위(猛威)에 저지되어 5,185미터 지점에서 등정을 단념할 수밖에 없었습니다. 등정 대장 낸시 노블 씨는 이런 말을 했습니다.

"이번 등정을 통해 전하고 싶은 메시지는 유방암 투병 중인 모든 여성들의 인생 여정과 같은 목적의 여행으로서 시도되었다는 것입니다. 이 여행을 시도했다는 사실과 직접 산을 오르는 가운데 생겨난 용기는 정상에 오르는 것보다 훨씬 값진 성과였다고 할 수 있겠지요."

미국 유방암 재단 측에서 2000년에 암 극복 미·일 합동 후지산 등정을 실행하자는 제안을 해 왔습니다. 이에 부응해서 일본의 암 투병자 및 체험자들을 중심으로 일본측 실행 위원회가 결성되는 등의 준비 활동이 시작되고 있습니다. 실행 위원회는 뜻 있는 사람들이 개인 자격으로 참가하고 있으며 자원봉사 활동으로 운영되고 있습니다.

계획에 의하면, 2000년 8월에 미국으로부터 50명의 암 투병자들이 일본을 방문하고 일본에서는 50명 이상의 투병자들이 참가하는 등 전체 100명 이상의 커다란 그룹으로 후지산을 등정하게 됩니다. 이 등정의 목적은 다음과 같습니다.

● 암 투병자들을 비롯한 모든 참가자들이 후지산 등정에 도전함으로써 삶의 의욕을 높인다, ● 격증하는 암과의 싸움(치료·투병·예방)을 사회 전체의 문제로서 다루어야 할 필요성을 널리 알린다, ● 암과의 싸움을 국제 교류의 기회로 삼는다.

후지산 등정은 일본 사회에 있어서 암 투병에 새로운 파문을 일으키는 기회가 될 것임에 틀림없습니다.

'환자들이여, 암과 싸우지 말라!'에 대한 의문

　케이오 대학의 콘도 마코토 의사가『환자들이여, 암과 싸우지 말라!』라는 책을 출판하여 대단한 화제를 모았습니다. '환자들이여, 암과 싸우지 말라!' 라는 자극적인 타이틀은 물론, 기존의 암 치료 상식과는 큰 차이를 보이는 내용에 암 투병 중인 많은 사람들이 책을 읽고 의기소침해졌다고 합니다. 여러 암 투병자들의 상담에 응한 저는 이런 대답을 해 주었습니다.

　우선, 삶의 보람 요법의 기본 방침 첫 부분에서 말씀드렸듯이 병에 걸려도 본인이 자신의 주치의가 된다는 생각으로 전문가의 의견도 참고해 가면서 이 문제에 대해 함께 생각해 보자고 했습니다.

　콘도 선생님의 주장은 ①암 진단은 유해무익, ②현재 실시되고 있는 항암제(화학 요법) 치료 중 90퍼센트는 효과가 없다, ③암 수술을 지나치게 많이 한다, ④암 진단의 대부분은 '암 아류작'이므로 치료는 서두르지 않아도 된다, ⑤한편 '진짜 암'은 처음부터 전이되는 것이므로 치료해도 낫지 않는다. 따라서 암에 걸리면 빨리 포기하고 매일 매일을 즐겁게 살아간다는 생각만 할 것 ― 등의 다섯 가지로 요약할 수 있습니다.

　이상의 다섯 가지 사항 가운데, ①~③은 현대 의학에

중요한 문제 제기를 포함하고 있으며, 의학계 및 행정 측에서의 연구·검토가 필요한 문제입니다.

저 역시 항암제가 소화기 암에 별 효과가 없다는 사실은 실제 치료를 통해 실감하고 있습니다. 효과를 확실히 믿을 수 없는 화학 요법이나, 과연 필요성이 있는지 의심가는 수술이 빈번하게 이루어지고 있으며, 또한 모든 암환자들은 확실한 병명을 알아야 한다고 주장하는 콘도 선생님의 의견에 동감할 수 있는 부분도 적지 않습니다.

그러나 ①의 건강 진단에 있어서는 폐암은 수명 연장의 효과가 없다는 데이터가 있지만, 위암에는 데이터가 없고, 유방암은 50~60대의 환자에게 효과가 있다는 데이터가 있습니다. 암 건강 진단의 필요 여부는 앞으로의 신중한 과학적 검토가 필요합니다.

어쨌든 실제로 치료를 받는 경우에는 의사의 설명을 잘 들어야 하고 필요한 경우에는 다른 전문의의 소견을 구하는 등 스스로 믿을만한 방침을 선택하는 것이 매우 중요합니다.

④의 '암 아류작'은 전이되지 않으므로 초기 치료는 받을 필요가 없고, '진짜 암' 이미 전이된 상태에서만 발견이 가능하기 때문에 치료해도 낫지 않는다는 주장 또한 콘도 선생님의 가설에 지나지 않습니다. 이 가설에 대한 병리학 전문가의 자세한 반론도 나와 있습니다. 저의 치

료를 받고 있는 환자들 중에도 대장암의 간 전이를 조기에 발견해서 수술을 받은 후 7년 이상이나 건강한 생활을 하고 있는 암 투병자도 있습니다.

그리고 가장 문제가 되는 것은 ⑤의 '암은 낫지 않는다' 라는 주장입니다. 그러나 콘도 선생님의 이러한 주장은 현재 표준화 되어 있는 암의 3대 요법(수술, 방사선 치료, 화학 요법) 내에서의 이야기에 지나지 않습니다. 다시 말해, 이 논쟁은 '컵 안의 폭풍'에 지나지 않는다고 할 수 있습니다. 컵 밖의 넓은 세상에서는 암을 고치기 위한 여러 가지 새로운 시도(마루야마 왁친이나 한방법, 면역 요법 등)에 의해 암을 극복한 사람들도 많이 존재한다는 사실에 주목할 필요가 있습니다.

또한 본 장의 첫머리에서 서술한 것처럼 암과 적극적으로 맞서 싸운 사람은 절망에 빠져 있던 사람에 비해 생존율이 4배나 되며, 회복도 아주 빠르다는 정신 종양학상의 데이터도 있습니다. '진짜 암은 조기에 발견해도 고칠 수 없다'는 콘도 선생님의 주장은 환자를 절망에 빠뜨려 수명을 단축시킬지도 모릅니다. 역시 암에 걸린 경우에는 절망하거나 포기하지 말고 낫기 위해 노력해 나가면서 오늘 하루는 암에 지지 않겠다는 마음으로 살아가는 것이 무엇보다 중요합니다.

솔라리엄 요법;
암의 다각적 기본 요법에 대한 제안

킬러 세포가 좌우하는 암의 예후(豫後) ···259
킬러 세포를 무시한 암 치료 현실 ···260
대장암이 두 번이나 재발한 남성 환자 ···263
좋은 면역 요법제를 자유롭게 사용할 수 없는 현실 ···266
암 진료의 커다란 의문점 ···268
담뱃대형 암 치료에 대한 반성 ···271
솔라리엄 요법의 제안 ···273
수술 시의 솔라리엄 요법 ···278
진행암의 솔라리엄 요법 ···279
마법의 양탄자 ···282
불가능에서 가능으로 ···284
킬러 세포의 효능을 고려한 암 예방 16가지 기본 방침 ···285

킬러 세포가 좌우하는 암의 예후(豫後)

실제의 암 치료 현장에서 킬러 세포는 어느 정도의 역할을 수행하는 것일까요? 이를 단적으로 보여주는 텍사스 대학 S. 션츠 박사의 보고를 소개해 드리겠습니다.

션츠 박사는 두경부암(頭頸部-입·목구멍·후두·부비강 등의 암) 환자들의 치료를 시작하기 전에 킬러 세포의 강도를 측정해 보았습니다. 그리고 수술·방사선 요법·화학 요법 등의 치료를 받았던 사람들 중에서 킬러 세포가 강한 그룹과 약한 그룹으로 나누어 각각의 생존율을 추적해서 3년 후에 두 그룹을 비교해 보았습니다.(도표⑰-두경부암 환자들의 킬러 세포의 강도와 생존율(션츠 박사 연구226))

그러자 킬러 세포가 강한 그룹에 속한 사람들은 3년 후에 85퍼센트가 생존해 있었지만, 약한 그룹은 40퍼센트만이 생존해 있다는 결과가 나왔습니다. 같은 치료를 받더라도 킬러 세포가 강하면 생존율이 두 배 이상 높아진다는 사실이 밝혀지게 되었습니다.

킬러 세포의 강도가 암의 치료 결과와 예후를 크게 좌

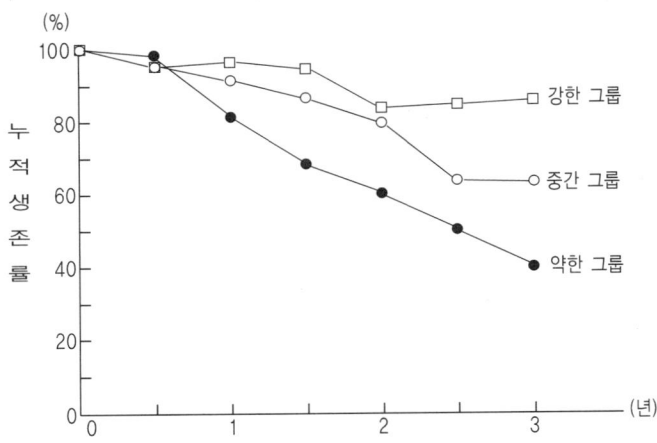

《도표 17》 두경부암 환자들의 킬러 세포의 강도와 생존률(션츠 박사 연구)

우하고 있기 때문입니다. 그럼 현재 우리 나라의 암 치료에 있어서 과연 킬러 세포의 작용은 얼마나 치료에 활용되고 있을까요?

킬러 세포를 무시한 암 치료 현실

저의 병원에는 암의 진행 단계가 다양한 환자들이 진찰과 상담을 받으러 찾아옵니다. 그러나 저의 병원을 찾는 환자들은 큰 병원에서도 더 이상 치료가 불가능하다

《도표 18》 63세 남성 대장암 환자의 사례

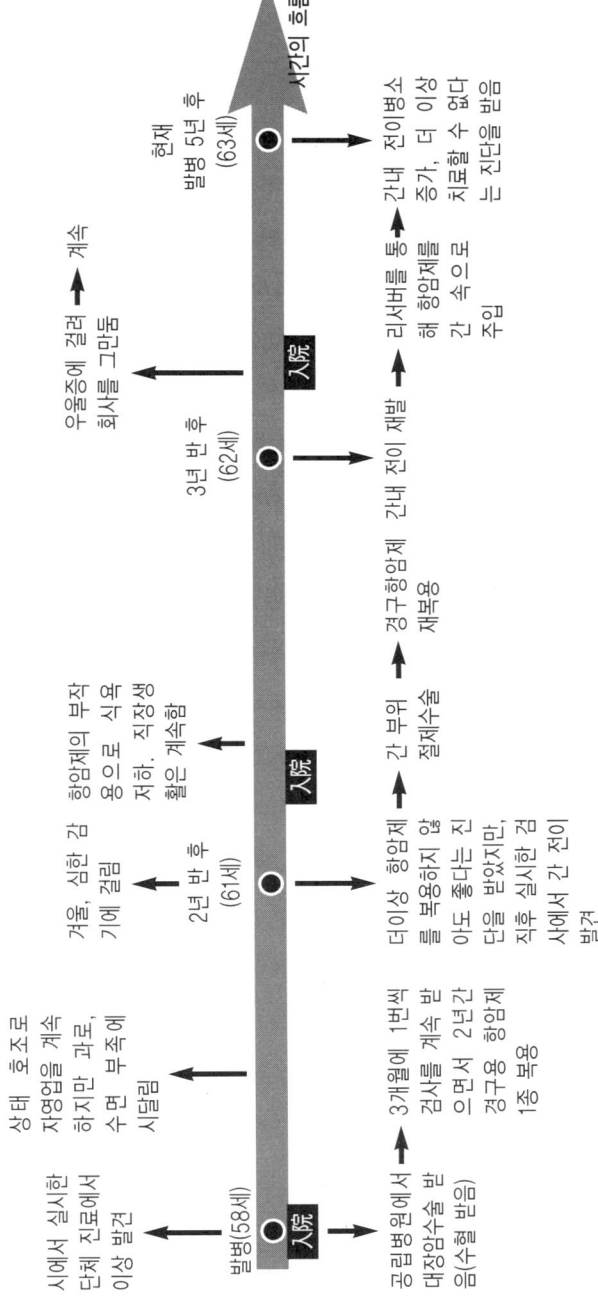

는 선고를 받은 진행암 환자들이 대부분입니다.

　이런 환자들의 경우, 저는 우선 암을 발견한 시점으로 거슬러 올라가서 증상과 치료 경과에 대한 내용을 자세히 물어 본 후 진찰 기록부에 하나의 도표로 정리하고 있습니다. 도표 ⑱(63세 남성 대장암 환자의 사례)에 한 남성 환자의 경우가 자세히 소개되어 있습니다.

　이 도표의 중앙 부분을 가로지르는 화살표는 시간의 경과를 나타내며, 오른쪽으로 갈수록 현재에 가깝습니다. 화살표 위에는 증상 및 생활의 상황을 기입했고, 아래에는 병원에서의 치료 경과를 기입해 두었습니다.

　해마다 처음으로 진료를 받으러 저의 병원을 찾는 수백 명의 환자들의 상태를 도표로 정리함으로써 경과를 듣고 기록해 가는 동안, 저는 진행암 환자들에게 공통적으로 나타나는 중대한 문제점을 발견하게 되었습니다.

　바로 수술, 항암제(경우에 따라서는 방사선) 등과 같이 암을 제거하거나 파괴하는 치료가 적극적으로 실시되고 있는 반면, 환자의 킬러 세포의 작용을 고려한 치료법은 전혀 이루어지지 않고 있다는 사실입니다.

대장암이 두 번이나 재발한 남성 환자

도표 ⑱에 제시되어 있는 63세 남성의 사례를 보시기 바랍니다. 58세에는 증상이 전혀 나타나지 않다가 시에서 실시한 건강 진단에서 대변 잠혈(潛血)반응 결과 양성으로 판별되었습니다. 이후 공립 병원에서 정밀 검사를 받은 결과 대장암으로 판정되어 수술을 받았습니다.

퇴원 후에는 항암제를 복용하면서 3개월마다 종양 마커(주: 종양 세포에서 만들어져 오줌 및 혈액 속에서 검출되는 물질로 이 물질의 정량 및 검산이 암 진단의 보조나 임상 경과 판정에 이용된다) 및 화상 진단(CT 및 초음파 검사) 등으로 경과를 지켜보았습니다.

수술 후 2년이 지난 어느 날 주치의로부터 더 이상 항암제를 복용하지 않아도 된다는 진단을 받았으나, 그 직후에 실시한 검사 결과 간 전이가 발견되었습니다. 그래서 간 전이 부위를 절제하는 수술을 받고 다시 항암제를 복용하였지만 1년 후에 간 안에 다시 재발되고 말았습니다.

간 동맥에 튜브를 삽입해서 리서버라는 주입구를 통해 2주일에 한 번씩 항암제를 주사했지만 간내 전이암은 서서히 증식해 갔습니다. 발병 후 5년이 지난 현재는 더 이상 치료할 수 없는 상태에 이르고 있습니다.

이 환자의 5년 간의 치료 경과를 보면 킬러 세포의 작용을 강화시키기 위한 치료는 전혀 이루어지지 않았다는 사실을 알 수 있습니다. 킬러 세포의 강도를 측정하는 검사(NK활성) 조차 전혀 받은 적이 없는 것으로 나타나 있습니다.

한편 최근 외과 전문의의 연구에 의해서도 수술 자체에 대한 스트레스가 킬러 세포를 약화시켜 결국에는 전이 촉진으로 연결된다는 사실이 밝혀졌습니다. 그리고 수혈에도 면역력을 억제하는 작용이 있기 때문에 킬러 세포가 약해지게 되어 대장암의 재발률이 높아지는 것으로 나타났습니다.

또한 이 환자에게는 킬러 세포를 약화시키는 작용을 하는 항암제를 장기간 투여하고 있습니다. 그리고 수술 후에도 과로 및 수면 부족 등으로 킬러 세포를 약하게 만드는 생활이 계속되고 있습니다. 주치의의 입장에서는 환자에게 바람직한 생활을 권고해 줌으로써 생활 습관을 개선해 줄 필요가 있었을 것입니다.

그리고 겨울에 심한 감기에 걸린 적이 있는데 인플루엔자 바이러스는 면역 억제 바이러스이므로 킬러 세포를 약화시켜 암과의 싸움에서 마이너스 결과를 가져옵니다. 가을이 되면 환자에게 인플루엔자 왁친을 권해서 감기 예방에 주의하도록 해야 하는 것도 의사의 역할이라고 할 수 있습니다.

더욱이 간 전이가 두 번째로 발견된 후에는 환자가 우울증 상태를 보이기 시작했고, 이 증상이 1년 이상이나 오랫동안 계속되고 있다는 사실에 주목해야 합니다.

이미 말씀드린 대로 우울증 상태가 지속되면 킬러 세포가 약해져서 건강한 사람도 암에 걸릴 확률이 높아진다고 합니다. 따라서 암 환자의 우울증을 조기에 발견해서 항울제(抗鬱劑) 등을 통해 회복을 꾀하는 것도 중요한 면역 요법의 하나라고 할 수 있습니다. 물론 암과 싸울 킬러 세포의 힘을 보다 튼튼하게 만드는 효과도 얻을 수 있게 됩니다.

그러나 이 대장암 환자의 경우에는 우울증 치료나 심리 치료에 대한 소개도 받지 못한 채 우울증 상태가 장기간 그대로 방치되었습니다. 주치의가 외과 의사였던 관계로 아마 환자의 우울증까지는 발견하지 못했다고 해도 무리가 아닐지 모릅니다.

이처럼 킬러 세포를 약하게 만드는 치료 및 생활 습관이 5년 간이나 계속되었음에도 불구하고, 킬러 세포를 강화시키는 물질을 투여하거나 올바른 생활 습관에 대한 지도가 전혀 이루어지지 않았다는 사실에 저는 경악할 수밖에 없었습니다.

왜 이런 일이 일어나게 된 걸까요?

좋은 면역 요법제를 자유롭게 사용할 수 없는 현실

현행 표준 암 치료법이 킬러 세포의 작용을 무시한 채로 만들어졌다는 사실에서 그 원인을 찾을 수 있습니다.

표준 치료법은 누가 어디에서 결정하는지 알고 계십니까? 건강 보험으로 실시할 수 있는 의료 행위로서 후생성이 그 내용을 자세하게 명시하고 있습니다. 의사는 후생성이 결정한 범위 안에서만 치료할 수 있는 것으로 되어 있습니다.

대학 병원에서 실시되는 신약 치료 등과 같이 후생성의 특별 허가를 얻은 경우와 자비(自費)진료 전문 병원은 별도로 하고, 일반 병원은 모두 그 범위 내에서만 치료할 수 있게 되어 있습니다. 게다가 후생성이 정해 놓은 암 의료 가운데 킬러 세포를 강화하는 면역 물질은 거의 없을 뿐 아니라 사용하는 경우에는 까다로운 제약이 뒤따릅니다.

현재 후생성에 의해 사용이 허가되어 있는 면역 요법제는 모두 9종류입니다. 피시버닐(주: Picibanil-항암제의 하나로 용혈성 연쇄 구균을 페니실린으로 처리해서 만든다. 단독으로는 효과가 없고 다른 항암제와 병용함으로써 생명 연장 효과를 발휘한다), 소니필렌, 렌티넌(주: Lentinan-항암 성분으로 표고버섯과 잣버섯에 다량 함유되어 있다. 항 바이러스 및 혈압 강화 작용을 함), 크레스틴, 베스타친, 앤서-20, 인터페론α, β(주: 신생 혈관을 억제하여 종양 생성과 전이성을 강력하게 억제하며, 킬러 세포와 마크로파지를 활성화시켜 암의 성장과 전이를 강력하게 억제한다), γ(주: 킬러 T세포를 강력하게 활성화시키며 세포성 면역력을 증강시킨다)입니다. 이들 모두 킬러 세포의 활성을 강화하는 효과가 있는 것으로 확인되었습니다. 그렇다면 암 환자의 치유 가능성을 높이기 위해 널리 사용되어야 함에도 불구하고, 실제로는 까다로운 제한 조건에 맞는 사람만이 사용할 수 있는 실정입니다.

가령, 용혈성 연쇄구균이라는 세균 성분으로 만들어진 피시버닐은 ①위암·폐암 환자가 화학 요법을 병용하는 경우 ②소화기 암과 폐암으로 흉수·복수가 차는 경우 ③다른 약(화학 요법제 등)으로는 치료가 불가능한 상경(上頸)·후두·인두(咽頭)·혀·갑상선 암으로 사용 범위가 극히 제한되어 있는 데다 진행암을 주요 대상으로 하고 있습니다.

표고버섯에서 추출한 렌티넌은 수술이 불가능한 경우나 또는 재발 위암에 대해 화학 요법제(경구용)와 병용하는 경우로 허가 조건이 더욱 까다롭습니다. 그리고 사용 범위가 진행암 환자로 제한되어 있으며 반드시 내복 항암제와 함께 사용해야 합니다.

부채버섯을 원료로 하는 소니필렌은 자궁경부암 등에서 방사선 요법과 병용한 경우에 사용하게 되어 있고 대상 병명, 조건, 기간 등이 극히 제한되어 있습니다. 방사선 요법을 실시하는 기간이 보통 1개월 정도이므로 단기간 동안만 사용이 가능합니다.

이들 면역 요법제를 조기에, 즉 암 수술 직후부터 장기간 사용해서 킬러 세포를 강화시켜 주면, 수술 후의 재발률은 현저히 낮아지게 되고 암 치료의 가능성도 놀랄만큼 높아질 것입니다.

그런데 실제로 현재 후생성에 의해 사용이 허가된 모든 면역 요법제는 암의 재발을 조기에 예방하는 데는 절대로 사용할 수 없게 되어 있습니다.

암 진료의 커다란 의문점

암 치료에 중요한 역할을 하는 킬러 세포의 강도를 정기적으로 측정하고, 또한 킬러 세포를 보호하기 위해 생활 습관을 개선하거나 면역 요법제를 투여하는 것은 암 치료의 기본이라고 할 수 있습니다.

그럼에도 불구하고 현행 의료법에서는 간단한 채혈을 통해 킬러 세포의 강도를 측정하는 검사조차도 인정하고 있지 않습니다.

암 세포를 파괴할 목적으로 실시되는 수술·방사선·화학 요법 등의 치료 체계로는 일부의 암만 치유할 수 있을 뿐 엄청난 한계가 있다는 사실은 이미 여러 전문가들이 인정하고 있는 부분입니다. 그러므로 암 초기에 킬러 세포 증강을 목표로 한 치료 체계를 동시에 병행해서 실시한다면 결과는 상당히 달라질 것입니다(도표⑲-암 치료에 필요한 두 가지 요소).

이상은 누구라도 쉽게 내릴 수 있는 결론입니다. 그런

《도표 19》 암 치료에 필요한 두 가지 요소

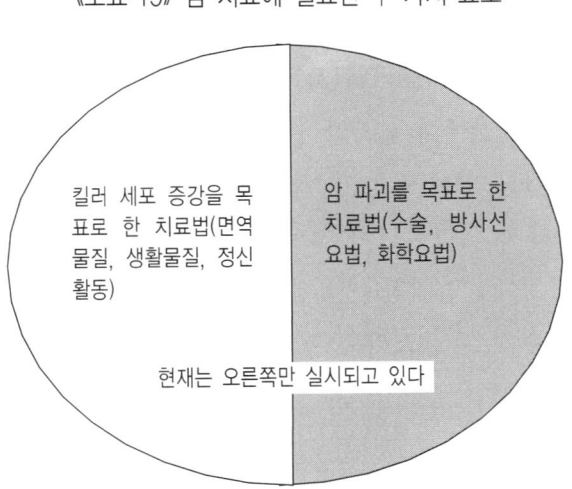

데도 왜 후생성은 면역 요법제를 모든 종류의 암과 모든 단계의 암 환자들을 치료하는 데 사용하도록 허가하지 않는 것일까요? 여러분들도 납득이 잘 안 가실 겁니다.

그러나 의문에 대한 대답은 의외로 간단합니다. 의학적 이유가 아니라 바로 정치·경제적인 이유 때문입니다. 만약 면역 요법제를 암 치료 초기부터 재발 예방을 목적으로 장기간 사용할 수 있도록 허가한다면 여기에 드는 막대한 의료비를 감당할 수 없게 되기 때문입니다. 현재 절박한 상황에 처해 있는 건강 보험제도가 완전한 파산을 맞게 될 뿐 아니라 의료비의 증대가 국가 재정마저 기울게 한다는 위기감 때문이겠지요?

그렇지 않아도 인구의 고령화 및 소자화(小子化)에 따른 인구 구성의 역 피라미드 현상에 의해 의료비는 해마다 증대 일로를 걷고 있는 실정입니다. 그러나 몇 년 전부터 후생성은 의료비 억제책을 강력하게 추진하고 있으며, 의료 현장에서 실시할 수 있는 치료법의 범위도 해마다 줄어들고 있는 것이 현 실정입니다.

순수하게 의학적 관점에서만 질병 치료법을 선택하지 못하고 정치·경제적 관점에서 대폭 제한을 받고 있다는 것은 대단히 유감스러운 일입니다. 그렇다고 확실한 해결책을 기대할 수도 없는 상황이라 더욱 안타까울 뿐입니다.

우리는 적어도 진행 암에 대한 의료 현실을 정확히 파악한 다음에 본인이 받길 원하는 치료법을 잘 판단해서 자신의 힘으로 실현시킬 수 있는 방법을 찾아내야만 합니다.

담뱃대형 암 치료에 대한 반성

제가 암 환자들의 초진 당시에 자세한 병력 도표를 작성한다는 사실은 본 장 도입부에서 말씀드린 적이 있습니다. 여러 환자들의 병력 도표를 만들면서 현행 암 의료에 있어서의 또 하나의 결함을 발견하게 되었습니다.

한마디로 말하면, '현행 암 치료는 양쪽 끝 부분만 반짝이는 담뱃대 모양과 같다'는 사실입니다. 즉 연기를 뿜어내는 금속제로 된 담배통 끝 부분은 암 발견 직후에 이

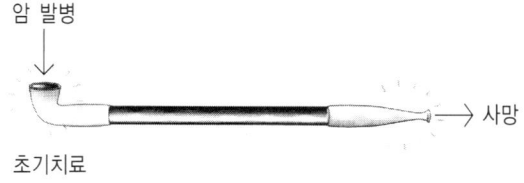

《도표 20》 우리 나라의 암 치료는 담뱃대형이라 할 수 있다

루어지는 수술·방사선 요법·화학 요법 등의 초기 치료에 비유할 수 있습니다. 그리고 입에 무는 금속제로 된 물부리 부분은 암 치료의 끝 단계인 말기 치료에 비유할 수 있습니다(도표⑳-우리 나라의 암 치료는 담뱃대형이라 할 수 있다).

현재는 초기 치료에 대한 활발한 연구 덕분에 고도의 치료 기술이 적극적으로 활용되어 지고 있습니다. 또한 최근에는 말기 치료에 있어서도 호스피스·완화 의료 등의 형태로 중시되는 경향을 보이고 있습니다.

그런데 초기 치료와 말기 치료의 중간에 해당하는 장기간의 재발 예방을 위한 치료나, 진행암이 재발한 경우의 치료법에 대한 연구는 거의 이루어지지 않고 있습니다. 담뱃대의 양쪽 끝 부분은 눈부신 주목을 받고 있지만 그 사이의 긴 대나무로 된 대롱 부분은 텅 빈 상태 그대로 방치되어 있는 것입니다.

사실 이 대롱 부분에 해당하는 오랜 기간(1~10년)에 걸친 치료와 생활 습관이 암의 치료 효과와 생존율을 좌우한다고 할 수 있습니다. 그러나 현행 의료에서는 이 부분이 상식 이하로 경시되고 있는 실정입니다.

솔라리엄 요법의 제안

그렇다면 '담뱃대형 암 치료'에 대한 반성의 의미에서 앞으로 어떤 치료를 지향해야 하는가? 제가 지금까지 수천 명의 진행암 환자들을 치료해 온 경험에 근거해서 제안하고자 하는 것은 '담뱃대형'이 아닌 '솔라리엄형' 암 치료법입니다.

솔라리엄이란 온실, 즉 썬 룸을 의미합니다. 다시 말해 암을 치료하는 모든 기간 동안 늘 햇빛처럼 밝은 빛·에너지·따뜻함이 구석구석까지 미치는 치료법을 말합니다(도표㉑-암의 다각적 기본 요법[솔라리엄 요법: 암을 치료하는 모든 기간 동안 늘 햇빛처럼 밝은 빛·에너지·따뜻함이 구석구석까지 미치는 치료법])(1988. 이타미 진로).

암은 발병 후 수술 등의 초기 치료를 통해 일부 환자들은 회복하게 되지만, 5년 이내에(유방암은 10년 이내) 재발하는 경우도 많습니다. 그러므로 초기 치료가 끝난 경우에도 5년 동안은 재발 예방을 위한 치료 및 대책 마련에 주의해야 할 필요가 있습니다. 앞에서 이미 설명 드린 대로 이 기간 동안 킬러 세포를 강화하는 치료 및 생활에 철저히 주의한다면 재발 위험을 상당 부분 줄일 수 있게 됩니다.

《도표 21》 암의 다각적 기본요법
(솔라리엄 요법-암을 치료하는 모든 기간 동안 늘 햇빛처럼 밝은 빛, 에너지, 따뜻함이 구석구석까지 미치는 요법. 1998. 이타미 진로)

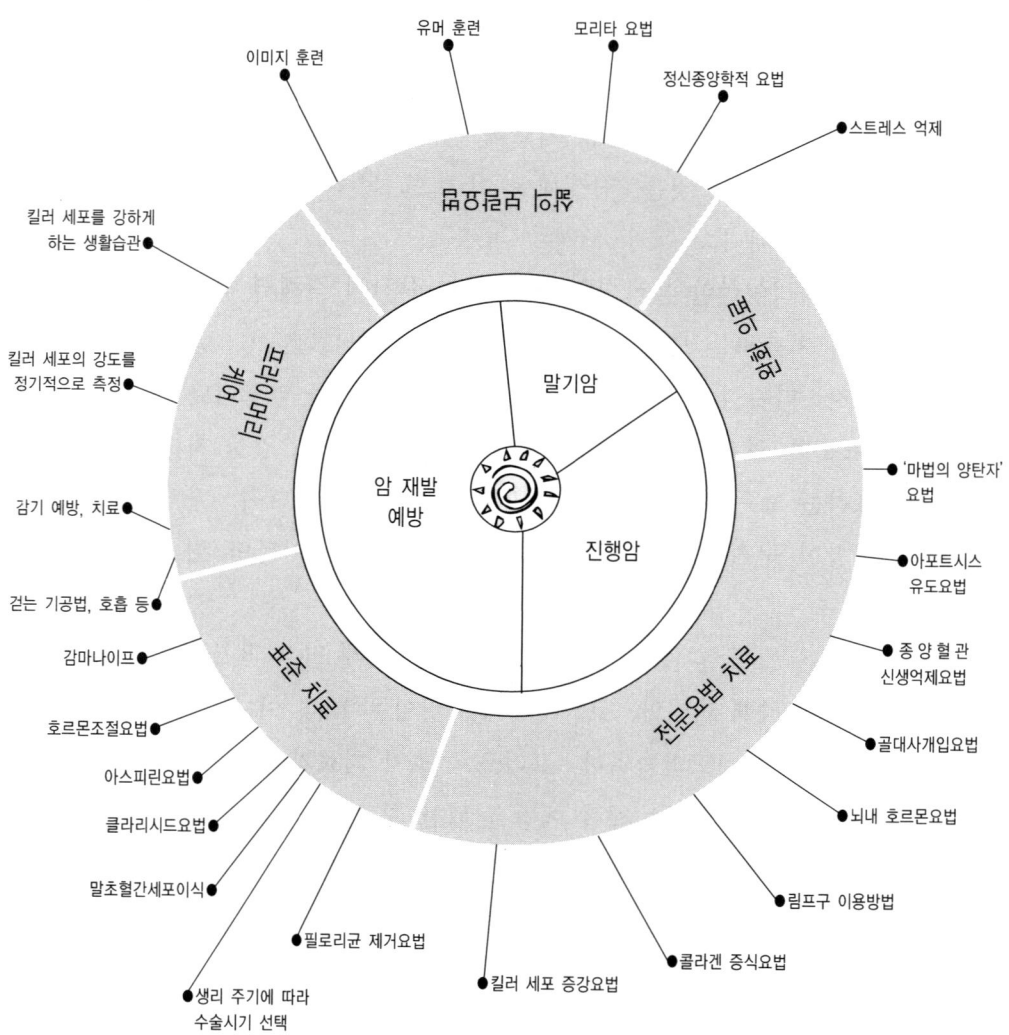

이 시기에는 프라이머리 케어(보다 좋은 건강 상태를 유지하기 위한 치료 및 건강법)와 심리 요법(삶의 보람 요법 등)에 중점을 두어야 합니다. 정기적인 혈액 검사를 통해 킬러 세포의 강도를 측정하면서 식사·운동·수면·일·스트레스 대처 등 킬러 세포를 강하게 만드는 생활 습관에 주의를 기울여야 합니다. 가능하면 킬러 세포를 증강시키는 물질(각종 버섯 추출물)을 오랜 시간에 걸쳐 꾸준히 복용하는 것이 좋습니다. 감기에 걸리면 킬러 세포가 약해지므로 가을에는 반드시 예방 주사를 맞으시기 바랍니다.

심리 작용이 암 치료에 커다란 영향을 준다는 사실은 전세계적으로 주목받고 있는 부분입니다. 그러나 현재 우리 나라의 암 치료 현장에는 심리적 관점에서 이루어지는 치료 및 투병 방법이 도입되지 않고 있습니다. 그래서 저는 전국 어디에서든 누구나 그 치료법을 통신 교육처럼 개인적으로 배울 수 있는 삶의 보람 요법 개발에 주력하고 있습니다.

그리고 암 투병 중인 환자가 우울증에 걸리게 되면 킬러 세포가 약해지고 결과적으로 치료 효과에 악영향을 미치게 됩니다. 암 치료를 받고 있는 환자들의 약 50퍼센트가 우울증에 시달린다고 합니다. 그러나 적절한 치료 대책이 이루어지지 않는 경우를 흔히 볼 수 있습니다. 그래서 저는 이러한 환자들을 위해서 제가 근무하는 병원 안에 '상쾌한 핫라인'을 개설해서 무료 전화 상담 활동도 실시하고 있습니다.(삶의 보람 요법, 상쾌한 핫라인에 대해서는 본서 끝 부분을 참조하시기 바랍니다)

그리고 혼자서 직접 실천하는 '걷는 기공법(곽림 신기공법)' 및 니시노식 호흡법 등을 시도해 보는 것도 좋습니다.

현재 우리 나라의 표준 치료법에서 이 시기에 필요한 요법으로 인정하고 있는 것은 경구 화학 요법제(항암제)가 중심이 되고 있습니다. 그러나 일부 특수한 암을 제외하고는 전문가 사이에서도 화학 요법제에 대한 의문의 목소리가 높아지고 있습니다. '달리 사용할 약이 없다'는 이유로 습관적으로 투약하는 의사들도 아직 많은 것 같습니다. 그러므로 치료를 받는 환자 본인의 신중한 판단도 중요하다고 할 수 있습니다.

표준 치료법 가운데도 종류는 많지 않지만 적극적으로 이용해야 할 좋은 치료법은 있습니다. 폐암의 경우 소량의 클라리시드라는 항균제를 장기간 꾸준히 복용하면 생존율이 2배로 증가한다고 합니다. 호르몬 조절 요법은 유방암, 전립선암, 갑상선암에 있어서 중요한 기본 요법이라 할 수 있으므로 장기적으로 실시하는 것이 중요합니다.

특히 유방암은 수술 후 10년 간은 재발 위험이 있으므로 유방암 세포를 자극하는 여성 호르몬이 암에 접근하지 못하도록 방지해 주는 약을 장기간 복용할 필요가 있습니다. 이 약의 한 종류인 타모키시펜은 미국 국립 암 연구소가 유방암에 걸릴 확률이 높은 사람들을 위해 예방약으로 사용할 수 있도록 허가하고 있으므로 재발을 예방하기 위해서는 장기간 사용해야 합니다. 수술 후에 재발할 위험이 높다고 예상되는 경우에는 링거 주사로 주입하는 보통의 화학 요법보다는 말초혈관세포이식(골수이식의 새로운 방법)을 병행한 대량 화학 요법(체모테라피)을 선택하는 것이 좋습니다. 이 요법은 치유 가능성이 높은 것으로 알려져 있으므로 선택 사용이 가능하도록 빠른 시기에 검토되어야 한다고 생각합니다.

헬리코박터 필로리균 보균자가 위암 수술을 받은 후에 제균(除菌) 요법을 받으면 재발률이 절반으로 감소하는 것으로 알려져 있습니다. 필로리균은 혈액 검사로 감염 여부를 판정할 수 있고 양성 반응을 보인 경우에는 일주일 동안 세 종류의 약을 복용하는 간단한 방법으로 균을 제거할 수 있습니다. 악성 림프종의 일부도 역시 필로리균을 제거함으로써 효과를 얻을 수 있다고 합니다.

진통제나 해열제로 사용되며 손쉽게 구할 수 있는 아스피린을 극히 소량씩 장기간 복용하면 전이암 및 대장암과 심근경색을 예방할 수 있다고 합니다.

수술 시의 솔라리엄 요법

　여기서 잠깐 시간을 할애해서 첫 수술을 받을 때의 준비 사항들을 솔라리엄 요법의 관점에서 설명 드리겠습니다.
　인간의 몸은 수술 그 자체에 심한 스트레스를 받으며, 수술 직후에는 킬러 세포도 약해지므로 재발 및 전이의 한 원인이 된다고 합니다. 그리고 폐경 전 여성의 경우 생리 기간 중에서 킬러 세포가 가장 강해지는 황체기(다음 생리 전 10일 간)에 수술을 받으면 재발률이 낮아지는 것으로 알려져 있습니다. 여성의 경우에는 수술 날짜를 잘 선택하는 것이 특히 중요하다고 할 수 있습니다.
　다른 사람으로부터의 수혈(輸血)은 킬러 세포를 약하게 하고 재발률을 높이므로 자기 수혈법 및 대용 혈장(代用 血漿)을 이용하는 것이 좋습니다. 그리고 가능한 한 수혈은 피하는 것이 좋습니다.
　최근의 연구에 의하면 수술 전부터 내뇌 호르몬(멜라토닌)을 복용하면 수술 후의 상처가 빨리 아무는 것은 물론 회복의 속도도 놀라울 정도로 빨라지는 것으로 밝혀졌습니다. 멜라토닌은 뇌의 면역 중추 작용을 통해 킬러 세포를 강화시키는 작용을 하기 때문에 수술 후에도 장기간 꾸준히 복용하는 것이 좋습니다.

또한 수술 후에는 통증 및 주사, 그리고 그 밖의 여러 가지 치료로 인해 몇 주간에 걸쳐 스트레스에 계속 시달리게 되는 경우도 있습니다. 스트레스를 잘 극복해 내기 위해서는 이미지 훈련, 유머 스피치, 삶의 보람 요법 등 스스로 할 수 있는 치료법도 잘 활용하는 것이 중요합니다.

진행암의 솔라리엄 요법

수술 등의 초기 치료를 받고 나서 몇 년 후에 재발하거나 전이된 암은 극히 일부를 제외하고 표준 치료법으로는 퇴치할 수 없습니다. 진행암의 치유를 위해 여러 가지 최신 전문 요법들이 개발되어 시험 중에 있지만, 아직 현실적으로 치유율이 높은 요법은 발견되지 않은 실정입니다.

킬러 세포를 강화하는 물질을 복용하는 것도 중요하지만 암 세포 수가 계속적으로 증가하는 이 시기에는 복용만으로는 턱없이 부족하다고 할 수 있습니다. 작용 방법이 다른 몇 가지 치료법을 조합한 다각적인 연구도 필요합니다. 참고로, 킬러 세포를 강화시키는 IFNANK 요법(루이 파스퇴르 의학 연구 센터 개발) 및 우치다식 양자 면역 요법을 실천해 보는 것도 좋은 방법이라 할 수 있습니다. 그리고 사토 카즈히데 박사에 의해 개발된 복수(復水)에서 추출한 면역 물질을 투여하는 방법도 있습니다. 이 치료법은 여기서 처음으로 소개하는 것입니다. 암에서 기적적으로 살아난 사람의 복수에 들어있는 면역 물질을 무균 상태로 채취·정제해서 주사기를 통해 투여하는 방법입니다.

카와사키 의대 교수를 지낸 키모토 테츠오 박사는 콜라겐의 증식이 암을 치유하는 능력을 갖고 있다는 사실을 발견했으며, 이 연구는 국제적으로도 높은 평가를 받고 있습니다. 콜라겐 증식을 유도하는 물질이 바로 마루야마 왁친인데, 이 요법으로 회복된 진행암 환자들이 상당수에 달하는 것으로 밝혀졌습니다.

원소의 일종인 요오드가 암을 억제한다는 사실에 주목해서 이를 흡수하기 쉬운 약제로 개발한 모리 토키다카 선생의 연구도 격찬할 만한 것입니다. 이 요법으로 암의 진행이 멈추어 현재에도 건강한 생활을 하고 있는 사람들이 많이 있습니다. 어떤 요법이든 현재에는 진행암 상태에서 처음으로 실시하는 경우가 많습니다. 그러나 사실은 초기 치료를 받은 직후부터 위의 요법들을 실시하면 치유 가능성이 훨씬 높아진다고 할 수 있습니다.

골대사개입(骨代謝介入) 요법은 지금까지 유효한 치료법이 없는 것으로 알려진 골전이암 치료를 목적으로 핀란드에서 개발된 방법입니다. 단지 콘드로넷이라는 약을 복용함으로써 골전이 부위에서의 암의 확대가 억제되어 결과적으로 폐·간 등의 내장으로 전이될 확률도 반감되는 것으로 드러났습니다. 우리 나라에서는 사용이 허가되지 않은 상태이므로 제가 직접 핀란드에서 들여와 복용을 원하는 사람들에게 공급하고 있습니다.

물론 복용한 환자들은 아주 만족하고 있습니다. 후생성은 국내 시범 치료에 통과하지 않으면 좀처럼 허가를 내주지 않는데, 이처럼 중요한 약은 비아그라의 경우처럼 해외 시범 치료의 데이터만으로도 즉시 허가해 주었으면 합니다. 그렇게 된다면 골전이로 고통받고 있는 수많은 환자들이 건강을 되찾게 될 텐데 말입니다.

골전이와 아울러 지금까지 효과적인 치료법이 거의 없었던 뇌전이의 경우, 스웨덴에서 개발된 감마 나이프 요법이 우리 나라에 도입된 이후로 상당한 진전을 보이고 있습니다. 폐암처럼 뇌전이의 위험성이 높은 암과 투병 중인 환자들은 정기적으로 두부 MRI(주: Magnetic

Resonance Imaging-자기장 속에 몸을 넣고 핵 자기 공명을 이용해서 단층상을 촬영하는 장치) 검사를 받아야 하며 감마 나이프 요법을 실시하는 것이 좋습니다.

최근 엄청난 화제를 모았던 혈관 신생 억제 요법은 미국의 포크만 박사에 의해 개발된 것으로서, 암 세포에 영양분을 공급해 주는 혈관의 생성을 억제하는 안지오스타친이라는 물질로 치료에 성공을 거두었습니다. 현재 입수가 가능한 물질은 상어의 연골인데 직접 복용하는 경우에는 효과가 떨어지므로 주장법(注腸法)에 의한 투여가 바람직하다고 할 수 있습니다.

애포트시스 유도법은 암 세포 유전자에 관여해서 암 세포의 자살을 유도한다는 최신 치료 이론입니다. 동물 실험에서 성공한 물질이라도 실제로 인간에게서도 같은 효과를 얻을 확률이 낮으므로 앞으로도 더욱 발전된 고차원적인 연구가 필요합니다.

마법의 양탄자

최근 제가 주목하고 있는 요법 가운데 '마법의 양탄자'라는 독특한 방법이 있습니다. 스쿠버 다이빙에 사용되는 웨트 슈우트(Wet Suite)를 생산하는 국내의 대표적 메이커가 의학 전문가와 공동으로 연구한 결과 자연 치유력을 높이는 새로운 소재를 개발했습니다. 내복약이나 주사를 통해서 효과를 기대하는 것이 아니라 삼각형의 소재로 환부를 마사지하는 독특한 치료법입니다.

주위에서 췌장암 말기로 투병 중이던 환자가 이 방법으로 회복되었다는 이야기를 듣고 그 사람을 직접 만나 보았습니다. 어느 중견 기업의 과장으로 근무하고 있는 54세의 그 남성은 신뢰성 있는 성실한 사람이었습니다. 1년 전 국립 병원에서 췌장암 말기로 수술이 불가능하다는 진단을 받았고, 복수도 가득 차 올라 주치의로부터 앞으로 3개월밖에 살 수 없다는 선고를 받았습니다. 그런데 우연한 기회에 '마법의 양탄자'에 대한 소문을 들은 부인이 즉시 구입해서 병원에서 하루도 빠짐 없이 복수로 부풀어 오른 배를 정성껏 마사지 해 주었다고 합니다. 그 결과 복수가 차츰 줄어들고 혈액 속의 종양 마커도 서서히 내려가더니, 드디어 1년 후에는 다시 직장으로 돌아갈 수 있게 되었습니다.

제가 직접 이 '마법의 양탄자'를 들여와서 4명의 지원자들에게 3개월간 실험을 해 본 결과, 3명의 킬러 세포가 시간이 지남에 따라 점차 강화되었습니다. 어쩌면 이 소재가 아라비안 나이트에 등장하는 실물의 '마법의 양탄자'일지도 모른다는 생각에 현재 설레는 마음으로 연구에 몰두하고 있습니다.

불가능에서 가능으로

저는 지금까지 십여 년 동안 진행 암을 고치겠다는 실현 불가능한 꿈에 도전해서 여러 가지 치료법을 연구하고 시험해 왔습니다. 이 꿈이 실현되기까지 앞으로 수년의 세월이 걸리겠지만, 킬러 세포 증강을 기초로 한 다각적 치료법을 통해 진행암에서 회복되어 건강한 삶을 살아가고 있는 사람들이 분명히 존재한다는 사실에서 밝은 미래를 기대할 수 있다고 생각합니다.

담도암(膽道癌)이 췌장으로 전이되어 앞으로 몇 개월 밖에 살 수 없다는 시한부 인생을 선고 받은 50대 남성은 5년 후인 현재에도 바쁜 업무에 시달리는 평범한 직장인으로서 힘차게 하루하루를 보내고 있습니다. 13년 전에 수술로도 회복될 수 없는 말기 간암 진단을 받은 한 여성은 67세인 지금도 주부로서 손자를 돌보며 바쁜 나날을 보내고 있습니다.

6년 전에 진행성 위암을 선고 받고 나서 수술도 받지

않은 채 70세인 지금도 평범한 생활을 하고 있는 여성도 있습니다.

　전립선암의 골 전이로 3개월을 선고 받은 65세 남성은 1년 후, 종양 마커 수치가 정상으로 회복되어 현재 원만한 사회 생활을 하고 있습니다. 그 뿐 아니라 백발이었던 머리카락이 앞머리 쪽부터 검게 변하는 회춘 현상도 나타나고 있습니다.

　이상 열거한 회복 사례들은 특히 제 인상에 남았던 경우들로서 암의 초기부터 킬러 세포를 강화시키는 것이 암에 걸려도 건강하게 살아가기 위한 절대 조건이라는 사실을 절실히 느끼게 해주었습니다. 우리 나라의 암 의료 현장에도 킬러 세포 증강에 중점을 둔 치료 체계가 하루 빨리 도입되기를 간절히 바라는 바입니다.

킬러 세포의 효능을 고려한 16가지 암 예방법

　마지막으로 제가 직접 고안한 '킬러 세포의 효능을 고려한 암 예방법'을 소개해 드리고자 합니다. 아래의 암 예방법 16가지는 암에 걸리지 않은 분들은 물론, 이미 암 수술 등의 초기 치료를 끝낸 분들에게도 재발을 예방하기 위한 생활 습관의 길잡이가 되어 줄 것입니다.

1. 적절한 운동을 꾸준히 한다
2. 웃음과 보람이 넘치는 생활을 한다
3. 과로, 스트레스를 피하고 충분한 수면을 취한다
4. 녹황색 채소·식이 섬유·과일·해조류를 충분히 섭취한다
5. 미정백(未精白) 곡류(현미·배아미·전립빵)를 상식한다
6. 우유·된장국·녹차를 매일 먹는다
7. 식염 섭취를 가능한 줄인다
8. 식품 첨가물 및 농약 사용이 적은 식품을 고른다
9. 육식 및 동·식물성 지방을 줄인다
10. 변비에 걸리지 않도록 한다
11. 비만을 피하고 정상적인 체중을 유지한다
12. 담배를 끊고 간접 흡연도 피한다
13. 직사광선 및 자외선에 피부를 노출시키지 않도록 한다
14. 필로리균 및 간염 바이러스 보균자는 대책을 마련한다
15. 필요에 따라 비타민A, C, E 및 극소량의 아스피린을 상용한다
16. 위·장·폐·유방·자궁·전립선 등의 이상 여부를 정기 검진을 받는다(40세 이상)

이상 소개해 드린 생활 습관이 암 예방에 효과적인 이유를 지금부터 간단히 말씀드리겠습니다.

①~③은 본문을 통해 이미 설명 드린 대로 킬러 세포를 강화시키는 방법입니다. ④, ⑤에 제시한 식품들이 암 예방에 아주 효과적이라는 사실은 세계적으로도 이미 상식화되어 있습니다.

⑥의 우유·된장국은 위암에, 녹차는 각종 암 예방에 효과가 있다는 것은 일본에서 실시한 대규모의 조사를 통해서 밝혀진 사실입니다.

⑦의 식염은 위암의 주요 원인이 되고 있습니다.

⑨~⑪의 육식, 변비, 비만은 대장암·유방암·췌장암 등 구미에서 많이 발생하는 암의 위험 요소입니다.

⑫의 흡연과 간접 흡연(담배 연기)은 각종 암의 원인이 되며 킬러 세포도 약화시킵니다.

⑬의 자외선은 최근 오존 홀의 확대로 유해성 문제가 심각하다는 지적을 받고 있는 것처럼 면역력 및 킬러 세포를 약화시키는 작용을 하므로 특히 주의해야 합니다.

⑭의 필로리균은 위궤양·위암을 발병시키는 원인으로서 보균의 유무는 혈액 검사로 알 수 있습니다. 만약 검사에서 양성 반응이 나타난 경우에는 균을 제거하는 게 좋습니다. B형 혹은 C형 간염 바이러스는 간경변·간암의 원인이 됩니다. 간염 여부는 역시 혈액 검사를 통해 알 수 있습니다. 이들 바이러스는 현재 확실한 제거 방법이 없지만, 적절한 대책 마련을 통해서 발암 예방에 노력

할 필요가 있습니다.

⑮의 비타민A, C, E는 암 예방 비타민으로서 세계적으로도 잘 알려져 있습니다. 그리고 극소량의 아스피린을 상용하면 대장암을 예방할 수 있다는 사실도 주목받고 있습니다.

⑯의 암 검진에 관해서는, 최근 들어 검진의 효과에 대해 의문을 제기하는 견해가 속출하고 있습니다. 그러나 이것은 대규모의 단체 검진을 실시한 경우, 검진을 받은 사람과 받지 않은 사람의 암에 의한 사망률에 별다른 차이가 없다는 이유 등에서 기인한 것으로 볼 수 있습니다. 이 사실에 대해서는 의학계에서 확정된 사항은 없습니다. 더욱이 검진을 받았음에도 불구하고 사망한 사람이 있는가 하면 검진을 통해 운 좋게 암을 극복하게 된 사람도 있으므로, 후자의 경우는 검진에 의해 생존의 기회를 얻은 것이라고 할 수 있겠습니다.

따라서 개인적 입장에서 본다면, 역시 정기적인 암 검진을 통해 건강 관리에 힘쓰는 것이 건강하게 오래 살 수 있는 최선의 길이 아닐까하는 생각이 듭니다.

이상으로 제가 의사로서의 경험과 연구에 근거해서 총정리한, 킬러 세포를 중심으로 한 암 치료와 예방에 대한 제안이 독자 여러분과 가족의 건강을 생각하는 길잡이가 되기를 진심으로 바라는 바입니다.

◘ 참고문헌

「삶의 보람 요법으로 암을 극복한다」(이타미 진로 著, 講談社)

「적극적·긍정적인 투병법」(이타미 진로 著, 山陽新聞社)

「암과 살아가다」(타케노우치 이치로 著, 曜曜出版社)

「도표로 이해하는 삶의 보람 요법」(이타미 진로 著, 産能大學出版部)

「몽블랑에 오르다」(히라오 아야코 著, 리용社)

「암을 선고하는 순간」(우치하시 카츠히토 著, 講談社文庫)

「파암일소(破癌一笑)-웃음은 암의 예방약」(미나미 켄지 著, 주부의 벗社)

「웃음의 치유력」(A. 클라인 著, 카타야마 요코 譯, 創元社)

「암-그 한계의 끝을 살아가다」(D. 스피겔 著, 선마크출판)

「일본열도 도보 횡단·암 극복 만담회」(쇼후쿠테이 코마츠 著, 講談社)

◘ 삶의 보람 요법에 관한 문의처

岡山縣倉敷市玉島乙島6093 TEL : 713-8103

삶의 보람 요법 실천회 사무국

TEL/FAX : 086)525-1231

홈페이지 : http://www.harenet.ne.jp/ikigai/

◘ 상쾌한 핫라인

(우울증에 관한 무료 전화 상담, 매주 월, 수, 금 13~17시)

TEL : 086)526-6746

홈페이지 : http://wwwl.harenet.ne.jp/~sawayaka/

岡山縣倉敷市玉島乙島6108 柴田病院內 TEL : 713-8103

암을 자연치유하는 킬러 세포의 신비
기적의 암 치료 혁명

지은이 · 이타미 진로

옮긴이 · 홍성빈

펴낸이 · 배기순

펴낸곳 · 하남출판사

초판 1쇄 발행 · 2000년 11월 15일

등록번호 · 제10-221호

서울시 종로구 관훈동 198-16 남도BD 302호
전화 (02)720-3211 · 팩스 (02)720-0312
홈페이지 · http://www.hnp.co.kr
e-mail · hanam@hnp.co.kr

하남출판사, 2000 Printed in Seoul, Korea

ISBN 89-7534-149-6

※ 잘못된 책은 교환하여 드립니다.